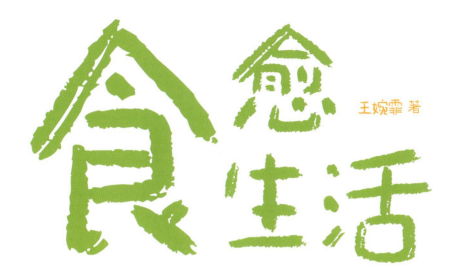

王婉霏 著

中信出版集团｜北京

图书在版编目（CIP）数据

食愈生活 / 王婉霏著 . -- 北京：中信出版社，
2023.9
ISBN 978-7-5217-5262-5

Ⅰ.①食… Ⅱ.①王… Ⅲ.①食物养生－食谱 Ⅳ.
① R247.1 ② TS972.161

中国国家版本馆 CIP 数据核字（2023）第 140639 号

食愈生活
著者：　　王婉霏
出版发行：中信出版集团股份有限公司
　　　　（北京市朝阳区东三环北路 27 号嘉铭中心　邮编　100020）
承印者：北京利丰雅高长城印刷有限公司

开本：787mm×1092mm　1/16　　　　印张：17　　　　字数：200 千字
版次：2023 年 9 月第 1 版　　　　　印次：2023 年 9 月第 1 次印刷
书号：ISBN 978-7-5217-5262-5
定价：78.00 元

目录

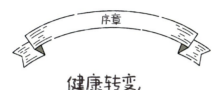

序章

健康转变，没有你想的那么难

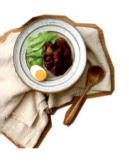

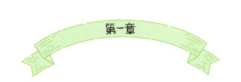

第一章

我的烹饪健康理念

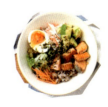

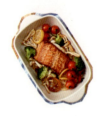

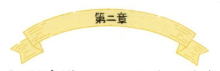
第二章

跟我这样吃，打败身材焦虑

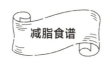
减脂食谱

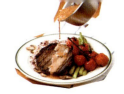

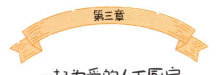

第三章

一起为爱的人下厨房

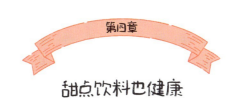

第四章

甜点饮料也健康

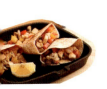

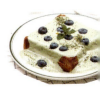

序章

健康转变，没有你想的那么难

二十几岁的时候，我仗着"年轻就是资本"，从来没想过什么保养身体、健康生活。吃东西最重要的当然是好吃，什么油炸、糖过量和碳水超标，通通不在考虑范围之内！遇到突然要拍戏或者上节目需要减肥塑形的情况，我就少吃、多运动，比如水煮青菜配水果，再配合游泳和其他运动，每天胃里空空，心中常常想着"好饿好饿""我要吃我要吃"。那时年轻不懂事，只会乱用减肥方法，肥是减下来了，但会大把掉发，好像身体也变差了。这让我感到健康生活一点也不好过，只想快快瘦身成功，再赶紧回到放肆吃喝的生活里去。

直到遇到刘教练，他告诉我："不能总用饮食来节制，运动才是你最根本的问题，找对你的运动方式，再搭配适合的饮食，你自然而然就会养成易瘦体质。"我也慢慢了解到，如果只靠节食来保持身材，每一次瘦身之后又会复胖，反反复复，可能一辈子都会陷在减肥的怪圈里面。刘教练也一直鼓励我寻找自己喜欢、适合自己的运动方式，不要追求快速变瘦，而是要持续地感受运动的快乐。

真正的健康转变大概是从我怀孕开始的，宝宝的到来如此艰难和幸运，我想："不行！我怀孕了！我一定要好好看清配料表，不健康的配料可能会伤害我的小孩。我要调整自己的饮食和生活，为宝宝创造一个健康的成长环境。"于是，曾经毫不关心健康的我，突然开始在意食物是否天然，开始在意哪些可以吃，哪些不可以吃。

从那个时候开始，从养胎、生产、哺乳到宝宝的辅食选择，我对饮食是否健康天然非常在意。因为先后生育了三个宝宝，这中间有六七年的时间，我也逐渐形成了一种习惯。但有一天我突然想：为什么我们对宝宝的健康饮食如此在意，轮到我们大人自己的饮食，反而会随意选择呢？难道宝宝是人，我们不是人吗？（笑）

我们大人要养育小孩长大，那么要更重视饮食营养才对。身体当然要更好，不然怎么健康陪伴他们到老？也就是从那时起，作为妈妈，作为家庭饮食的管理员，我想我要从自己做起，带领全家人一起改变心态，吃健康的食物，过健康的生活。

我也希望能通过分享我的转变，我的故事，让更多的男孩女孩开启健康快乐的生活。

改变，看到自己的可能性

只要去做，我们就可以改变自己的生活

现在大家介绍我时会讲到"选美冠军""前环球小姐"种种，如果有人告诉小时候的我这是我的未来，我肯定一丁点儿都不会相信！

自打出生开始，我就是个"有特色"的小孩，头发卷到像弹簧，拉起来甚至还会弹回到头皮上。亲戚们不好意思直接说小婴儿丑，只好话中有话地

对我妈妈说："这小孩真是有特色的可爱呢！"

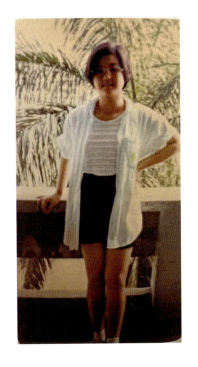

从有记忆以来，从没有人赞美过我、说我漂亮，"美"这个字在我的人生字典中绝未存在过，我也不曾奢望自己会像其他女孩一样变美、变漂亮。老实说，我认为自己就算努力装扮，也是白费力气、自讨苦吃，还不如索性"开心做自己"！所以我在青少年时期一直维持着"假小子"一般的装扮，利落的男生头，宽松的特大号衣服，每天和男同学一起打球。其他人若不仔细看，甚至难以分辨出我是女生。

但是，选择宽宽大大的衣服其实是为了遮掩胖胖的体形。初中时的我一度胖到了60多公斤，每每望着镜子里的自己——眯眯眼，卷卷的头发配上黑到有点脏的肤色，我都深深觉得自己好丑。想变美的想法也并非不曾在脑海闪过，但是哪怕只是想象一下自己穿上漂亮衣裙的样子，我都会立刻反应到完全不搭！更不用说还可能要面对其他人的嘲讽和不屑。那一丝丝想法一秒钟就被自己直接打破，我完全不敢再想了。

自我否定让那时候的我不自觉陷入了恐怖的恶性循环：天生就丑→自我放弃→变肥变胖→男性装扮→被人嘲笑→后天更丑。虽然嘴上经常说"哼！我才不在意别人的看法，我自己穿得开心就好！"，但我心里越发在意别人的想法，甚至"把一切自我价值都建立在别人的肯定上"。越渴望得到别人的认可，越害怕自己的改变落得更多嘲笑，这反而让我有点自暴自弃。心想反正我也生性懒散、胸无大志，就这样平凡生活下去吧。

万万没想到，我的转变竟然来自我妈的"设计"！那是18岁的某天下午，我照常悠闲地躺在家里吹空调，跷着二郎腿，嘴里嚼着炸鸡排，看着电视。整个人好不惬意，甚至想着最好每天都这样生活。躺在沙发上无事可做该有多好！

没想到这个时候，坐在我旁边的妈妈突然悠悠地在我耳边说："我帮你报名了选美比赛！"

参加选美比赛，有没有搞错？！我可是五花肉、水桶腰，体重60多公斤！参加选美比赛的不都是美女吗？亭亭玉立、婀娜多姿、优雅大方，我跟这些词毫无关系啊？！

大为震惊的我忍不住对妈妈大喊："妈！你是疯了吗？"

知女莫若母，霎时妈妈又补了一句："但我想你也不敢去啦！"

激将法瞬间奏效，妈妈的话激怒了我。为了保住面子，我决定不管结果如何，好歹要做个有胆量的胖妹！我毫不犹豫地说："去就去啊，谁怕谁！"

看看自己的脸蛋，想想自己的身材，我说完就立马反悔了。但正所谓"一言既出，驷马难追"，我无论怎么不情愿，也还是被迫走上了选美之路，那时我还不知道这也将是我的变美之路。

胖妹选美，第一大任务当然是减肥了。这么多年来，我从没想过减肥，但看着参赛者们一个比一个瘦，我终于找到了瘦下来的动力！那时正值寒假和过年，每餐都有大鱼大肉，而我只能眼巴巴地望着，吃自己的"极致减肥餐"：水煮青菜，少许白煮肉片，几颗葡萄或者半根香蕉之类的水果。减肥餐还不够，还要搭配游泳和其他运动。那个假期的每一天我都胃中空空，也曾经心想："算了！反正我也不可能拿到名次，多吃一点又能怎么样呢！"而脑海中另一个声音又来讲："不要这么禁不起考验，难道你想在台上丢脸吗？别的参赛者都那么苗条，你怎么能被比下去？！"

那个假期的每一天我都在痛苦、挣扎、反复的情绪变化中度过，但种种努力也终于有了收获。寒假结束回到学校时，竟然没有同学认出我是王婉霏！当他们得知我1个月减肥8公斤之后，也被我的毅力吓到，鼓励和赞美的话源源不断。

　　尽管减肥过程中经历了种种艰难和痛苦，但是经过实实在在的亲身努力改变了自己的身材，甚至生活，我第一次体会到了"瘦"的滋味，以及掌控生活的快乐。

　　很多时候，我们会有各种各样的自我限制，认为自我、周遭的环境都无法改变。因着这样的想法，我们反而失去了变美、变强、变出色的可能。或许正是从那一次减肥参加选美比赛的改变开始，我拥有了之后的人生中一次次面对角色转变、生活转变的勇气。

成为环球小姐，我第一次有了身材掌控感

　　成功瘦身之后，我也迎来了人生的第一个高光时刻。妈妈替我报名港都小姐比赛，从没期待名次的我居然得了第二名，还获得了最佳气质奖、最上镜奖和最佳身材奖。这些词第一次与我产生关联，我甚至一时不敢相信这是真的：常被嘲笑"胖妹"的我竟然拥有了"最佳身材"，还获得了选美比赛的第二名？

　　颁奖礼上当我被授予绶带时，我还没缓过神来。

　　生来讨厌挑战、个性懒散，让我想着或许止步于此吧。港都小姐的理事长又替我报名了中华小姐的比赛，硬着头皮参加的我，得了第一名。

　　还记得当选中华小姐第一名的时候，我在台上哭了！而且是痛哭流涕的那种！所有人都认为，我是喜极而泣，或者是因为太感动了才落泪……其实根本不是这样！

　　坦白讲，自从参赛以来，我从头到尾就只想进前五名而已，最多第二名。前五名有奖金、奖品，至少不会空手而归，还有个名次颁给你，绝不会让家人丢脸。另外，第一名责任重大，义务繁多，还得只身到遥远的加勒比海小岛——特立尼达和多巴哥共和国，参加环球小姐比赛，而且一待就是一

个月！

拜托，别闹了好吗？我可是胸无大志的懒人！才不要去那么远的地方参加什么国际比赛。

我在台上痛哭流涕，内心狂喊："我要得第二名！我不要第一名！"下台之后，媒体争相采访我："你是不是因为太开心所以哭了？"面对镜头的我只能继续啜泣，用一种极不情愿的语调说："嗯……我很开心……"然后，继续啜泣。坐上出租车，妈妈开心到不行，笑到合不拢嘴。我胸前抱着一堆礼物，开始号啕大哭说："妈！我不要去那么远的地方！你帮我跟大会讲，我要跟第二名的人换啦！"回到家，我把礼物丢在地上，继续狂哭、狂吼，妈妈安慰我说："没关系啦。"我则气到大喊："那你去啊！"

经历了从对自己获得的奖项感到怀疑，到一次次被认可，我发现我逐渐接纳了蜕变后的自己。我终于敢相信，我确实拥有掌控身材、掌控生活的能力，我也真实拥有了鲜花、掌声，以及他人的认可和喜爱。那些曾经令我担心害怕的事情逐渐变得平常，而我也开始喜欢上拥抱挑战的自己。

我相信，会有更大的世界、更闪亮的时刻正在等待我。

我也曾陷入身材焦虑

怀孕是个新开始，我决定健康生活

和畊宏在一起七年之后，我们步入了婚姻的殿堂。一开始我们都觉得自己不喜欢小孩，所以不准备要小孩，但双方父母和身边的朋友一直都在催促，让我们很无奈。

考虑过后，我们决定对孩子的事情顺其自然，没想到结婚两年还是毫无动静，我们去医院检查，医生说我的子宫里有 8 颗肌瘤，可能很难受孕。医生说时间有限，肌瘤有可能会变大或者变多，如果不赶快的话，甚至"很难有小孩了"。这让我非常难过，那段时间我甚至整晚整晚睡不着。但我们还是决定试一试，之后大概两年我们一直非常努力地尝试，但始终没有获得那份幸运。于是我们决定，接下来两个人继续好好生活，至于孩子的事情，就随缘吧。

但幸运就这样降临，我怀孕了！当我们去医院检查时，听到宝宝的心跳，我和畊宏两个人忍不住在检查的小房间里抱头痛哭。

因为宝宝的到来如此艰难和幸运，所以我也在那个当下决定，要调整自己的饮食与生活。年轻的时候我对饮食从不讲究，从来没有过要好好照顾身体的理念。但是，成为妈妈，让我变成了一个认真研究食品配料、钻研营养知识的人。

产后身材走形，我也会不知所措

在怀孕期间，为了给孩子提供更多的营养，我没有控制饮食，所以在煎熬中度过了孕期。第一个宝宝平安健康地降生，我们为他起名"宇恩"，代表宇宙的恩赐。能拥有宝宝，真的是好幸运、好幸福的事。更让我们感到幸运的是，我们又在后面的几年里，迎来了泡芙（宇芙）和姗姗（宇姗）。

成为妈妈，让我变得非常忙碌，我不但要照顾孩子的饮食起居，对孩子的吃穿用度也要非常小心，总是花很多时间进行挑选，希望给孩子选择的食物都是健康、天然、无添加的。

另外，我还不得不面对身材走形的焦虑和不知所措。有次畊宏约我看电影，我发现自己竟然穿不下从前的任何一件衣服，最后勉强穿上了宽半袖的上衣。我自己都不敢相信，这个邋遢的女人是我吗？那时候，我一度感觉我的身材再也恢复不了，肚子又大又松，像有一个龟壳卡在自己的肚子里面，手臂也粗了，脸也圆了。我想我一定是回不去了……但是当时畊宏就跟我讲："你可以的！你先不要着急，给自己一点时间，让自己的生活作息慢慢地恢复到健康的状态，然后再做产后运动，我来帮你！"我虽然焦虑，但还是说："好！"我就把自己交给他，让他来带我运动。现在大家在直播间跳的很多健身操其实都是他为产后的我特别设计的，比如毽子操、拖鞋操等，也正是这些健身操让我能在照顾宝宝的同时，在家就可以运动起来。

尽管相信刘教练，但减重的过程当中我还是经常会很生气，甚至想要骂他、揍他，我说："都是你，都是你害我生小孩，所以我还要这么辛苦，如果我没有生，我就不用这么辛苦了！"之后又会觉得他很可怜，虽然他每次都硬着头皮被我骂，但还是会不停地"念"我、陪我运动。一次一次的训练过后，我真的看到了自己的变化，从而有了继续运动的信心。那个时候如果没有刘教练帮我的话，我很有可能会放弃自己、随它去了。

也正是因为曾经有这样不知所措的感觉，所以我愿意在直播中与大家分享自己产后变胖，体重 74 公斤的照片。我希望可以给同样面临产后焦虑的妈妈们一些鼓励和帮助，告诉"vivi 女孩"们：不要灰心丧气，只要动起来，我们都有改变的可能，我们都能变得更好。

为了陪家人更久，我要做好家庭健康管理员

别担心，"我有刘畊宏"

我们经常会听到家族遗传病，比如遗传性糖尿病、遗传性高血压。大家会说我们家族的体质就是这样，但其实可能有一部分是先天遗传原因，还有一部分是后天家庭饮食习惯的传承带来的影响。

在一个家庭中，爸爸妈妈有什么样的饮食习惯，孩子就会怎样吃，饮食习惯就会不断地传下去。我的爸爸很爱吃甜点和肥肉，饮食从不忌口，也不

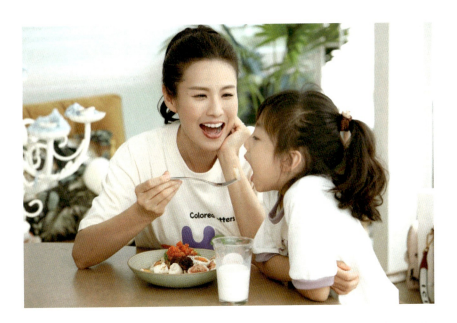

爱运动，曾经刘教练还会因为我爸爸不运动和他吵架。那时候我们还没有结婚，我说："你不要跟我爸吵架，我都还没有嫁给你，怎么你就跟未来的岳父吵架？你不担心他以后不同意我和你结婚吗？不要管他啦！"

那时候我们都很年轻，也没有想过爸爸会因为不忌口、不运动受到多么严重的影响，也就真的不再限制他。路程不远，我们走路，他就选坐车，他总说："打车比较快，我们赶快回家吧！"回到家他就会躺在沙发上看电视、吃水果。

后来他在 59 岁的时候，因为糖尿病引发心肌梗死离开了。

这件事情给我带来的触动很大，让我意识到健康的饮食、健康的生活方式怎么讲，讲多少次都不为过。为了能陪父母家人更久，我一定要帮家人开启更健康的生活。

因为我家里有长辈患高血压、糖尿病，我妈妈就很紧张，非常注重养生，也会经常说我："你一定要多注意，老了之后有可能也会得高血压、糖尿病。"我就会说："妈，不会的，你放心好啦，因为我有刘畊宏！"

培养健康好习惯，从宝宝开始

自从意识到家庭饮食习惯对小孩的影响，我特别重视宇恩、泡芙、姗姗的饮食。我在家下厨时首先会选择新鲜的食材，烹调的过程中也会注意少油、少盐、少糖，尽可能保留食物原本的味道。

因为我们在家会特别强调这些，孩子们从小这么吃，所以他们在潜移默化中对真正的美味有了概念。泡芙 5 岁去参加节目时，主持人问泡芙："你刚刚请厨师做的是什么味道？"泡芙就回答："原味。"主持人很惊讶：这么小，知道什么叫作食物的原味吗？随后问道："原味是什么味？"泡芙很快就回答："原味就是大自然的味道。"因为孩子们在家吃到的始终是食材本身的味道，是多汁的煎牛肉饼、健康版炸鸡、用蛤蜊增加咸鲜味的营养鸡肉蔬菜锅……这些美味的印象深深地印在孩子们的记忆里，之后即便接触到高盐、高糖的深加工食物，他们也会很快地识别到味道的不同，就不会那么容易被影响。

我家的小孩同其他小朋友一样喜欢零食，但我会带他们从小学习辨认食品配料表。逛超市的时候，孩子们会拿着选中的零食跑来问我："妈妈，我想要这个，可不可以买？"在孩子们还不识字的时候，我会同他们讲："那你可以数一数究竟有多少种配料，超过 15 种我们就不能买了哦。"他们也会乖乖数起数来，如果发现配料表中配料种类很多，就会主动地放回去，我也会同他们一起再去找一找哪些零食更健康。

另外，我也很喜欢带孩子们一起下厨，让他们尝试烹调，过程当中孩子们会对食材、调味料本身有更多的理解。能够和爸爸妈妈一起完成一道菜的制作，孩子们也会很有成就感。他们会说："妈妈会做，我也能做！"宇恩、泡芙和姗姗会模仿我直播的样子，对着镜头分享自己烹调的过程，每一次都讲得很开心，我也很乐意帮他们录下来，记录他们自己做好一道菜的过程。带孩子一起下厨的时候，我会选择那些容易操作的菜式，比如只需要简单组装就能做好的甜点畊练杯、气泡饮等，或者使用烤箱、空气炸锅、多功能锅这类不使用明火的电器就能做的烤鸡翅、烤燕麦饼干等。因为没有烦琐的步骤，孩子们也会更感兴趣，甚至还会在我下厨时主动提出给我帮忙。

全家人一起下厨，是我们非常喜欢的家庭活动。我希望孩子们印象中家的味道，就是这样全家人其乐融融，一起用新鲜食材和健康的烹调方式制作的美食。

怎么吃很重要，但运动也很重要

想要拥抱健康生活，建立健康的饮食习惯非常重要。后来，我妈妈的例子也让我意识到，运动同样重要。

因为家中长辈有糖尿病，我妈妈平日里控糖、低碳，尽可能不吃高胆固醇的食物，但每次去体检的时候，她的体检血糖指标、胆固醇指标都还是在正常值的边缘。她总说："奇怪，我吃得比你们都要清淡节制，怎么指标还是不好？"

我就和她讲："因为你没运动啦，这样身体的基础代谢不够，你又给自己的饮食设置了很多限制，食物不那么丰富。所以一定要运动起来！"

后来她开始慢慢尝试做一些简单的肌肉锻炼，每天坚持练习。大家也会在直播间看到她和我们一起跳操。现在她整个人的状态都变好了很多，甚至上一次体检时那些正常值边缘的指标也逐渐转好了。

我自己也是在认识刘教练之后，发现了更多运动的乐趣。

我原来可能只会选择一两种运动方式，游泳或者骑单车，一面对跑步我就感觉很无聊——那么一直跑，又总是喘不过气。我就会想，那为什么还要跑步，甚至跑马拉松呢？

我对跑步的改观是有一年教练被邀请去法国巴黎跑马拉松，当时我在终点等他，看到了很多不同的故事。有一个男孩推着轮椅跑完全程，因为他原本和朋友约定一起跑全马，但是朋友不幸遭遇车祸，再也不能跑步了，他就决定用这样的方式来完成他们两个人的约定。我还看到一位 80 多岁、满头白发的老

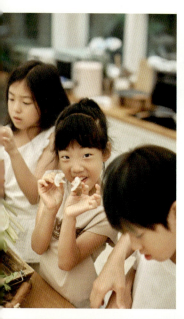
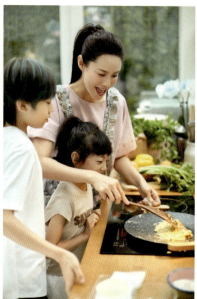
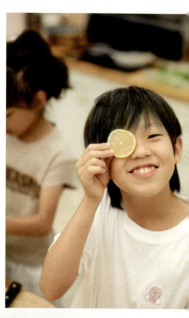
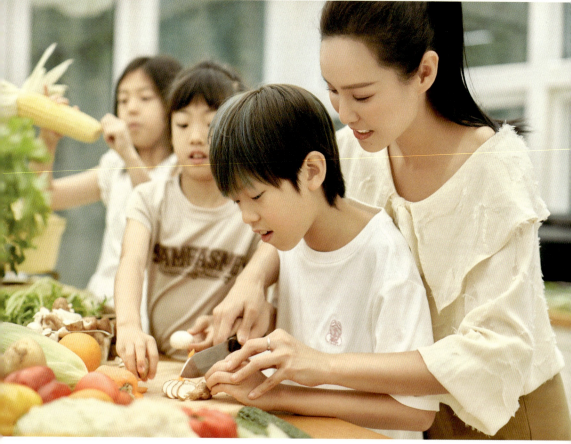

奶奶跑过了终点，她的儿子、女儿、孙子全在终点等她。老奶奶后来讲道，她跑马拉松就是为了给孩子们鼓励，虽然她年纪大了，但她愿意尝试突破自己的极限，证明自己依然可以完成这件事情。我还看到一对情侣一起跑过终点，男孩当下就拿出钻戒向女孩求婚，在场的人都给他们鼓掌。在终点看到这么多关于跑步的故事，让我特别感动，我意识到跑步、跑马拉松对很多人来讲，不仅仅是跑步，还包含了更多的意义。而很多关于人生的意义，都可以透过运动去呈现。

正是从那之后，我也开始跑步，甚至完成了半程马拉松。跑步对我而言不再只是跑步，还可以看到一路的风景，可以发现更多美的事物。我和畊宏一起旅行的时候也会一起跑步，这样既能运动、收获健康，又能共同创造美好的回忆。我清晰地感受到运动真的给予我们很多。运动不仅改变了我们的身体，也给人生增加了许多不同的体验。

单纯的心，会成就意想不到的惊喜

原本只是陪练，没想到变化好惊人

回忆起和刘教练一起在抖音直播间跳操爆红的过程，我至今仍觉得很不真实。其实一开始我只是陪他，因为没有人同他一起。我了解他想要把自己运动健身的理念传递给更多的人，我就鼓励他说："那我陪你喽。"过往他去参加节目，可能没有那么多机会把全部的健身理念讲出来，而直播正好是一个可以传递理念的平台，他可以把想要说的话都讲给大家听，他能有这种表达的机会我也很开心。所以我说："反正平时我也要运动，就陪你一起运动好啦。"但我完全不晓得跳操的强度居然这么大！有运动基础的我甚至都跟不上他，大家也会看到我在跳操过程中有很多挣扎的表情。

最初我只是觉得自己是"陪练"，"陪着刘教练"，没想到陪到最后变成自己挖坑自己跳进去，也爬不出来了！（笑）然后就只好一直练、一直跳。当时也完全没有想到，在跳操的过程中我自己真的变瘦了，我就心想："哇，这也太神奇了吧！"因为我在跳操的过程中消耗很大，所以吃得很多，吃得也很开心，居然还在变瘦，这种健康快乐同时还能获得好身材的感觉太棒了！

在直播的这些日子里，我们收到了非常多感人的反馈和鼓励，有很多想要宝宝的畎宏女孩给我们分享怀孕的好消息；还有男孩女孩分享他们原本不爱运动，在跳操之后体力变好，开始尝试跑步、游泳、球类运动等，逐渐发现了运动的快乐；还有男孩女孩分享自己因为跳操，家庭关系都变得融洽了。譬如有一位爸爸说自己非常不喜欢爬山，和老婆一起带孩子去爬山，每一次都还没爬多久就觉得很累，脾气也变得很差，于是很快回家了，从没爬到过山顶。跟我们一起跳操之后，心肺功能变好了，他很惊讶自己竟然可以背着孩子爬到山顶，非常有成就感。第一次看到了山顶的风景，而且他还能有精力和孩子、老婆一起观察路上的小动物，感觉太不可思议了。

每一个男孩女孩的分享，都让我和刘教练非常非常感动。刘教练坚持了三十多年的"健身就能改变人生"理念，以及关于全民热练的愿望，正在一点点实现。这一路走过来，其实并不容易，但是还好我们一直在坚持，也在最好的时候遇到了男孩女孩们，希望我们可以一起健康快乐地走下去！

责任、热情与爱，是我坚持的动力

在跳操的过程中，有男孩女孩讲希望有符合运动跳操特性的衣服。因为跳操的过程中会大量出汗，所以衣服要有吸湿排汗的功能，我便由此创立了我们的跳操服品牌。在调研中我们看到很多运动服是黑、白、灰色或简单的素色，看起来很枯燥，我们希望大家能感受到跳操是一件很快乐的事情，所以专门为跳操服设计了非常鲜艳、绚丽的色彩。

而后在健康厨房的直播中，我们一直跟大家强调要尽可能选择"配料表干净"的食物和调味料，所以开始研发我们自己的油醋汁、酱油、油。又看到大家既不想要放味精，又希望增加食物的味道，所以我们研发了珍菌果蔬粉来代替味精。后面孩子们又会和我说："妈妈，我想吃冰激凌，可不可以做吃不胖的健康冰激凌啊？"我就说："好啊，那我来帮你们研发。"我还发现，孩子们也会想吃鸭舌、鸡爪、辣条这些零食，而很多都是重油重盐的加工品。我就想到："我一定要为我的孩子做配料健康的零食。"大家

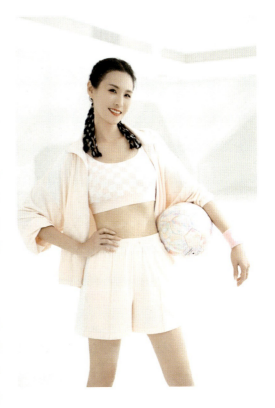

不去吃健康的零食，可能只是因为没有这个意识，如果可以提供更好的选择，大家的饮食也会逐渐变得健康。

　　我们的绝大多数的产品，都是因为我发现我的孩子们、男孩女孩们真的需要，才去产生的。我并不是一个事业心很强的人，于我而言，人生最大的愿望就是有一个幸福的家庭，有爱我的老公、爱我的孩子和我爱的家人，我希望可以把他们都照顾好。现在一切的收获都源于此。直播跳操，一方面我是为了自己的健康，另一方面也是因为对刘教练的爱，希望支持他。而照顾好孩子们、帮助更多信任我们的男孩女孩，也是因为责任、热情与爱。

　　回望这一路走来，我想，或许就是最初单纯的心，最后成就了很多意想不到的惊喜。

健康生活，可以一点点改变

我们刚刚开始跳操直播时，有很多人来问："我们已经跟着教练、vivi 姐一起跳操了，那平时应该怎么吃比较好？"那时候我就答应大家，后面我们一定会有厨房直播，来和大家分享健康料理。我希望能够支撑起"三分练、七分吃"，让男孩女孩们可以更健康地练和吃。

后来我发现，直播过程中有人会说没记清步骤或者忘记了调料配比，所以我非常希望可以透过书的形式，把我们总结下来的健康饮食理念、烹饪方法和食谱通通记录下来。无论是想要入门的厨房小白、想要管理好身材的男孩女孩，还是想给长辈、爱人、宝宝烹饪健康美食的主妇，都能找到自己喜欢的食谱。

在选择食谱的时候，我们特别选择了轻轻松松就能做好的菜式，希望大家感受到下厨房一点都不难，甚至小孩子看了都会觉得很简单。从简单的食谱开始，男孩女孩们或许可以尝试更多健康生活的可能。

我还观察到，这些年大家的饮食观念都在慢慢转变。从前我和畊宏会跟餐厅讲："尽可能少油少盐。"餐厅的厨师会说："为什么要少油少盐？加油、盐菜做起来更漂亮、更好吃。"而现在我们发现越来越多的餐厅和普通人都开始注重烹饪时要少油、少盐，多年来固有的饮食观念也在逐渐发生变化。但是可能有些男孩女孩已经习惯了"重口味"饮食，总是觉得味蕾需要刺激。你可以尝试给自己一个月的时间，有意识地让食物味道慢慢减淡，舌头对味道的敏感就可以慢慢养回来。只需要一点点的忍耐，和一点点时间，让舌头和味觉在清淡的环境里面休息一下，就能得到很好的回馈，最后的改变一定会让你感觉好神奇！

很多人一讲到健康生活就叫苦连天，总觉得自己工作太忙、毅力又差，总说自己没办法改变。但其实改变没有想象的那么难，重要的是迈出改变的一小步。可能你会觉得健康生活的标准非常高。老实讲，虽然我现在很喜欢运动，但要和刘教练比起来，我又差得多了，因为他实在太爱运动了！不过我也不会要求自己一定要有八块腹肌、马甲线，对我来讲，只要健健康康、身体匀称又有活力就很好啦！

就像大家看到的，在生活中，我只追求刚刚好。我相信每个人都有自己的节奏，无论是喜欢的运动、爱吃的美食，还是合适的生活节律，都需要自己慢慢找到。我只希望在这个过程中，vivi姐可以陪伴男孩女孩们，保持热爱、快乐生活，去发现人生更多的可能。

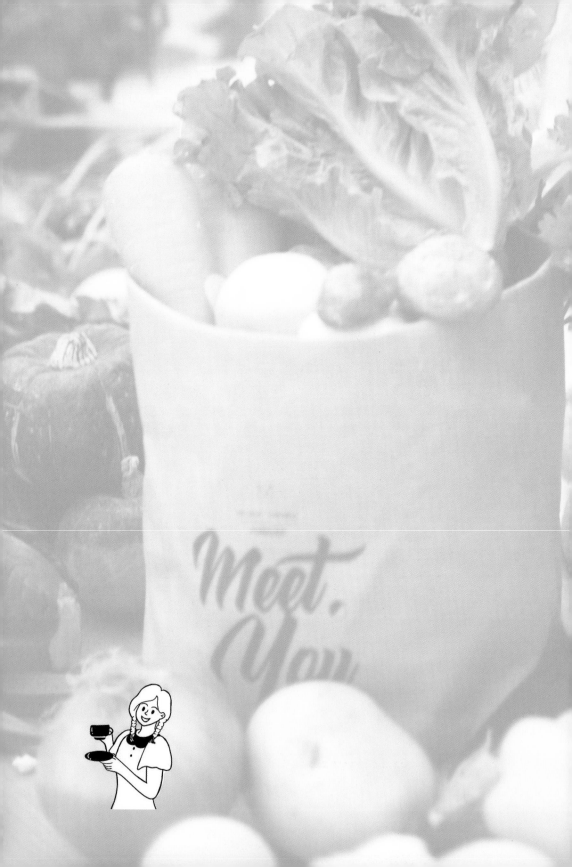

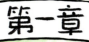

第一章

我的烹饪
健康理念

健身对我来说是一种生活方式，让我如一颗流星般奔向自我突破的边缘。刚开始的时候，我还以为健身就是要逼迫自己吃单调无味的健身餐。我是一个很享受美食的人，觉得人生就是要吃各种美食才能完整，要我放弃爱吃的美食简直比登天还难！难道没有其他方法，让我既能享受美食又能获得健康的身体？

刘教练说："有的，你好好地研发一下！可以用非常简单的食材做出好吃的食物，但是要少油少盐，不要放味精，最重要的是要用很健康的天然食材。"他抛了这么一个大难题给我，不过我爱美食，也爱做菜，面对他这个挑战也没在怕的。后来，我就专门定制了一道非常鲜美的"贫穷夫妻锅"（本书中的"营养鸡肉蔬菜锅"），这道菜没有额外加油，甚至没有额外加调味料。而这一切，都离不开刘教练的激励。刘教练长期坚持运动、健身，追求健康很久了，我 20 岁时就认识他，如果不是他，我不会有这样的人生，不会有这样的状态，更不会有这样的一本书出现。我觉得我的这本书是"拜他所赐"。

说回烹饪健康，我在探索的过程中发现健身和美食并不是对立的两极。二者可以和谐共存，而我们需要学会平衡，让它们相互协作。现在，我对食物品质的要求更加严格，尽量避免吃太多油炸、高糖、高盐和高脂肪的食物，不然它们不仅会悄悄地增加我的体重和体脂率，而且会成为健康路上的阻碍。

在一次次尝试中，我领悟到诀窍，只要吃丰富、健康的食物，就能在享受美味之余，得到健康的身体。我将这些诀窍总结为三个要点。第一个要点就是吃健康餐，自由地去享受食物。很多人将运动和减肥画等号，但其实他们并没有自己想象中那么"胖"，是不需要减肥的。我们要吃健康餐，而不是盲目跟风去吃减肥餐。第二个要点就是要吃食物的原味。我们要挑选新鲜的食材，不过度调味，让天然、新鲜的食物发挥它们治愈的力量。第三个要点就是用健康的烹饪方式。我们可以用空气炸锅、烤箱代替油炸，这样不仅复制了油炸的口感，而且吃得很健康。掌握了这三个要点，我们就能让自己的身体得到全面的营养补给，吃得恰到好处。

健身和美食的结合简直是"相爱相杀"。其实只要掌握好平衡点，我们就能够同时享受美食和健身的乐趣。看着自己一点点往好的方向改变，我越来越有信心。所以，男孩女孩们，相信我，要享受美食，无须有负罪感，让烹饪的过程也成为你健康生活的一部分吧。

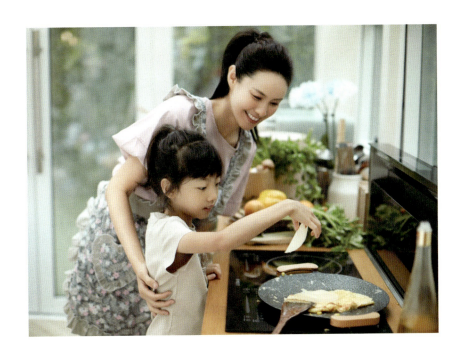

将健康饮食引入你的生活

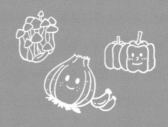

也许有人会好奇：vivi 姐和刘教练家的餐桌上是什么样的？是不是严格执行健身餐的标准？其实没有什么特殊的，只不过我们在食材选择和烹饪方式上有所不同。我要与你们分享我一直以来坚持的 8 个健康饮食理念，让大家轻松将健康美味引入生活，使顿顿都是滋养身心的大餐！

1. 健康餐竟然可以这样吃

很多人会误以为健康餐就是"减肥餐"，但其实健康餐绝不是让你牺牲美食的味道和乐趣，也不是让你吃一成不变的无味食物。它是一种让你既健康又开心的饮食方式，其关键在于平衡。我们要平衡食物的种类、数量和质量。多样化是要义，我们应摄入多种食物，包括全谷物、蔬菜、水果、肉类、奶类和杂豆类，让身体吸收多种营养素。当然，我们也要注意适量，既不能吃太多，也不能吃太少。我们要选择新鲜、安全、富含营养的食材。这样，我们才能拥有健康的体重和曼妙的身材。

那些"假"健康餐，要小心了！

有人说吃健康餐就是吃沙拉、水煮食物，用果蔬代替主食，可真相是这样吗？它们并不是绝对的"健康餐"。有些沙拉虽然可以提供水分、维生素和膳食纤维，但不足以代替完整的一餐。尤其是外卖中许多以生菜为主的沙拉，往往缺乏蛋白质、碳水化合物和脂肪等主要营养素。而水煮食物虽然减少了油脂摄入，但也会让水溶性维生素和矿物质"被冲走"，色香味俱损。果蔬代替主食会导致碳水化合物摄入不足，果汁替代水果则增加了游离糖的摄入。所以记住，吃健康餐时，应根据个人情况选择适合自己的烹调方式和搭配，不要片面跟风哦！

平衡食材与烹调

我在家常为家人做健康餐，特别是在调味料、食材、烹调方式和搭配上下足功夫。调味料方面，我倾向于使用天然调味料，比如迷迭香、大蒜、洋葱粉、辣椒粉等，让食物本身的风味尽情释放，减少盐、糖和油的使用量。食材选择上，新鲜才是王道，我尽量避开过度加工的食物。在烹调方式上，我会选择健康的方法，不管是蒸、煮、炖，还是焖、煲、炒，都会尽量保持食物的原汁原味。就像"营养鸡肉蔬菜锅"这道菜，让蛤蜊或鱿鱼等各种海鲜提供天然的鲜味，再加上番茄和一些青菜直接炖出汤来，只撒少许葱花点缀就可以出锅，等于汤头也是天然熬煮出来的。这样的食物吃起来，才不会给我们的身体增加负担。

健康餐不是减重者的专利

只有减重的人才适合吃健康餐吗？其实不然。健康餐适合所有人，无论你是瘦是胖，只要你想过得更健康、更快乐，它都适合你！它会带你远离慢性疾病，拥抱健康生活。在品尝美食的同时，我们还能轻松减轻体重，预防高血压、高血脂等慢性疾病。

健康餐也要有氛围感

在家里，我也很注重吃健康餐的氛围感。我希望营造一个有益身心健康的环境，把所有有关健康生活的元素都融入其中。如果家人热衷于吃垃圾食品，那么我不会强行制止，而是会选择给他们提供最真实的、最自然的美食与环境。我们吃的是回忆，不只是味道。我们应该吃我们真正需要的食物，而健康餐恰恰能让人吃出那份幸福感。

2. 我为家人挑选的健康食材

家人的健康是我最牵挂的事情，因此在选择食材时，我一直坚持讲究新鲜与优质。让我给大家分享一个我们一家人的"寻鲜"小故事吧！为了品尝一家铁板烧餐厅的美味，我们愿意开上半小时车过去，吃完后再开回家。你也许会问，为什么要这么麻烦呢？倒不是因为这家店有多么著名，而是因为它离港口近，食材全部是从海里现捕捞的，捕捞上来还是活蹦乱跳的。那里的食材简直是肉眼可见地新鲜，每一口都能吃到原汁原味。老板常常自豪地说，不是因为他的厨艺特别厉害，也不是餐厅有多棒，他的骄傲就是这里的食材，那是市区里吃不到的。鱼煎好后，只要蘸一点他自己酿的酱油就可以开动，尝到的是海鲜原本的鲜甜味。这样的体验让我们越发明白，只要食材够新鲜、够优质，就能吃到它原本的滋味。

除了追求新鲜，选择优质的食材同样至关重要。现如今，我们常说要吃优质的脂肪、优质的碳水化合物和优质的蛋白质。优质食材也是我在饮食中特别看重的。优质食材并不一定是最昂贵的，但必须是安全、有营养的。追求食材

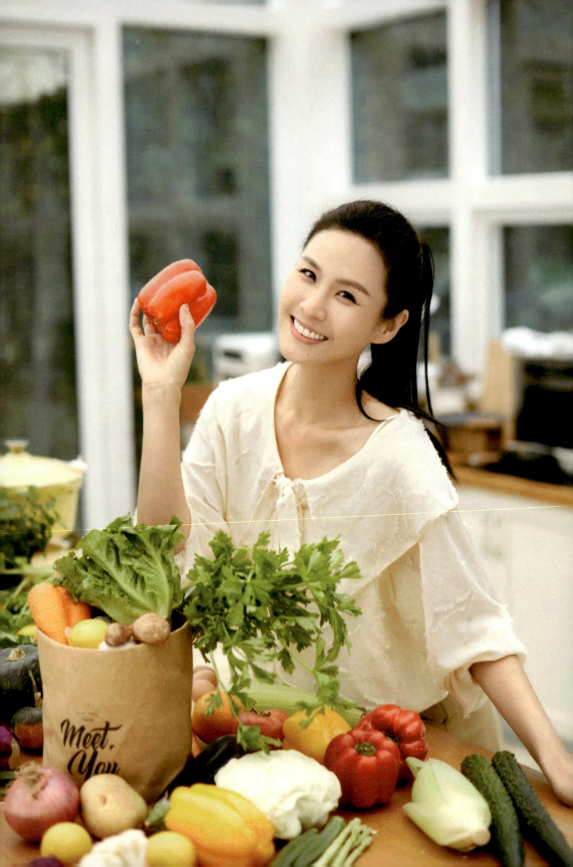

的溯源能让你知道它来自哪片农场，通过了解农场的环境，从而做出明智的选择。那么，接下来让我来分享一下我在日常饮食中挑选优质食材的小诀窍吧！

首先是优质脂肪，好的脂肪不仅不容易在身体内堆积起来，还可以提供长久的饱腹感，我们不会时不时就饿得找东西吃。我推荐大家吃一些深海鱼类、橄榄油、牛油果，以及各种坚果，如杏仁、核桃、花生等。这些食物中富含健康的不饱和脂肪酸，有益于心血管健康。

其次是优质碳水化合物，我推荐大家选择全谷物，例如燕麦、大麦、小麦，以及豆类。这些碳水化合物含有丰富的膳食纤维和营养素，能够持久提供能量。

再次是优质蛋白质，这是我们健身人士的重点关注。我建议多食用鱼类、瘦肉、鸡肉、牛肉、牛奶等食物，它们富含优质蛋白质，有助于维持肌肉健康。

最后是低 GI 食物，它指的是血糖生成指数低的食物。推荐大家选择藜麦、紫米、紫薯、荞麦面等，它们有助于稳定血糖水平，控制食欲。

总的来说，对于健康饮食，我坚持新鲜与优质两个原则。通过选择新鲜的食材，我们能吃到食物原本的味道，享受天然美味。而优质食材则为我们的身体提供丰富的营养，让我们可以保持健康与活力。我希望我的家人能够因此拥有健康而美好的生活，一起品味生活中的各种美食，创造属于我们的美食记忆。

3. 你会分辨食品配料表吗

你可以选择更好的

食品配料表中暗藏玄机，所以每次我去买食材的时候都会特意看一下包装上的配料表。其实，我们从配料表中是可以看出食物的来源和加工程度的。为了在饮食上保证家人的健康，我会选天然、有机、无添加的食物，因为这些食物更接近自然，也就更符合我们的生理需求。我会避免那些含有人工色素、防腐剂、香精、甜味剂等化学物质的食物，因为它们可能对身体造成不良影响。有时候，过敏、肥胖、糖尿病等问题可能是我们日常不注意饮食导致的。如果能看懂配料表，我们就能为自己、为家人选择更好的食物。

一张健康食品的配料表

看懂配料表最简单的方法是挑选"干净"的配料表。我认为干净的配料表就是那些能够提供身体所需的营养素，又不会造成不必要的负担或危害的配料表。原料干净食材才干净，那些看上去"丰富"又满满科技感的配料表我不爱。

食品配料表主要看什么

除了简单判断食品配料表是否干净，我还有一些更进阶的判断标准想分享给大家。当我们拿到一个食品的时候，有哪些标准可以把食品配料表一眼看透？到底要关注食品配料表中的哪些要素？我建议大家从"看顺序、看长短、看代糖、看种类"四个方面着手，你不用是营养专家，也不一定要去检索晦涩难懂的理论，掌握这几点就能满足我们日常选健康食材的需求啦！

看顺序

你知道吗？食品配料表不是随意排列的，上面的食材是按照加入量递减的顺序依次排列的。也就是说，越靠前的食材占比越高，越靠后的食材占比越低。那么我们可以通过看顺序，来判断食品的主要成分和口味。某些看起来很健康的食物，比如酸奶和果汁，它们的配料表中白砂糖排到了第二位，你就知道它们可能并没有你想象中那么健康，不能太贪吃了。

看长短

食品配料表上的食材名称有长有短，既有简单的也有复杂的。通过看配料表长短，我们也能判断食品的构成和加工程度。一般来说，我会尽量选那些配料表比较短的食品，因为这说明它们的构成比较简单，没有添加太多不必要的物质。而那些配料表比较长的食品，构成比较复杂，很可能含有很多不利于身体吸收或排出的物质。对比以下两个食品的配料表，你就能轻松判断啦！

食品一，配料：马铃薯、白砂糖、食用香精、柠檬酸、5'－呈味核苷酸二钠、阿斯巴甜

食品二，配料：100% 鲜果冷压榨橙汁

看代糖

现在很多商家会在食品中添加代糖，而展示给我们的包装信息上往往都说"零糖""低糖"，但代糖可不是健康的代名词。我们还是要留意配料表中具体添加的是哪种代糖。我在选择时，更倾向于那些使用天然糖的食物，比如蜂蜜、果糖，或者从天然食材中提取的代糖，比如赤藓糖醇、罗汉果甜苷、甜菊糖苷等。像是阿斯巴甜、糖精、香精这些人工添加剂，我在挑选时会更谨慎，尽量不买。

看种类

食品配料表上的配料分属不同的种类，有蛋白质、碳水化合物、脂肪、维生素和矿物质等。这些种类能帮助我们判断食品的营养价值和功能。如果我们不太熟悉的话，可以借助"营养成分表"作为参考。简单来说，我们要找准自己的营养需求，然后去选择食物。我们也可以有针对性地挑选那些含有多种营养素的食品，因为这样可以保证我们身体得到均衡和全面的营养补

给，而不是选择只含有单一营养素或者过多含有某种营养素的食品。比如日常做菜的时候，我常用山茶花油，其中就有单不饱和脂肪酸和多不饱和脂肪酸，为身体提供有益的营养素。

营养成分表

项目	每 100g
能量	3700kJ
蛋白质	0g
脂肪	100g
一饱和脂肪酸	9.7g
一反式脂肪酸	0g
一单不饱和脂肪酸	83g
一多不饱和脂肪酸	7.3g
胆固醇	0mg
碳水化合物	0g
钠	0mg

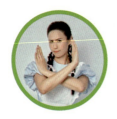

配料表避坑指南

配料表中的有些成分可能不太容易理解，甚至有些可能对我们的健康有害。如果让我来讲需要避坑的配料，那么大概会分为这么几种。

油

一般来说我会选用植物油来烹饪，因为它们含有较多的不饱和脂肪酸，但也并非绝对。有些植物油会被我打入油类黑榜，比如氢化植物油、精炼棕榈油、人造奶油，它们在处理过程中会产生反式脂肪酸，不利于健康。

防腐剂

配料表中常见的防腐剂往往隐藏在看似复杂的名词下，下次看到要留意了：苯甲酸钠、山梨酸钾、二氧化硫、丙酸（及其盐类）、脱氢醋酸、酸酯类（含有甲、乙、丙、异丙、丁、异丁、庚等字眼）、焦磷酸钠。

膨松剂

面包和一些巧克力之所以看起来这么松软，是因为其中添加了膨松剂，比如碳酸氢钠、碳酸氢铵、复合膨松剂、硫酸铝钾、焦磷酸钠，这些就是常用于食品中的膨松剂。

糖

糖类已经是食品中非常常见的调味料了。根据《中国居民膳食指南（2022）》，成年人每天摄入的添加糖应不超过 50 克。我们看食品配料表时，可以关注糖和糖类同义词，如果它的位置很靠前，这说明这个食品中糖含量相对较高。

过敏原

我们还要留意自己或家人对哪些物质过敏，比如牛奶、鸡蛋、花生、坚果、鱼虾等食物，它们虽然营养丰富，但是对于食物过敏的人来说，可能变得很危险。

4. 选对调味料很重要

前面也和大家提到，vivi 姐家吃的菜看起来和大家家中是一样的，但是我们会少放调味料，或是用天然香料来替代，比如炖肉的时候使用香叶、桂皮、八角等，不同的肉类分别搭配罗勒、迷迭香、百里香增加食物的层次感。我们所有调味料用量降得比较低，少油少盐，也不用味精，所以几乎没有什么添加物，再加上使用新鲜的食材烹饪，做好了就是营养又健康的一餐。

针对特殊家人的可替代调味料

我们早期的营养知识往往是从家庭中获得的。我们从小就跟随父母的饮食模式生活，吃他们买来或做好的食物。但是父母可能也没有接受过正规的营养学教育，只是按照他们自己的习惯或喜好来选择食物。这样一代代传下来，就形成了一种家族饮食模式。这种饮食模式是会"遗传"的。但如果家中有人患糖尿病、高血压、心脏病，在饮食上就应该更加注意，我们可以挑选木糖醇、低盐酱油等替代或减少普通糖和盐的用量。

好好利用天然调味料很重要

我会优先选择天然的食物和从自然中提取的调味料为家人烹饪各种各样的美味。如果我们好好利用天然调味料，你会发现家中的餐桌上会变得更有滋味，丰富多彩。

天然甜味剂

蜂蜜、椰枣、南瓜等天然带甜味的食物都是不错的选择。它们不仅可以增加食物的甜味，还富含各种维生素和矿物质，对身体有益处。同时，还有一些可提供甜味的物质，比如甜菊糖、赤藓糖醇、雪莲果糖浆等，它们是健康又美味的天然甜味剂，非常适合用于烹饪和调味。

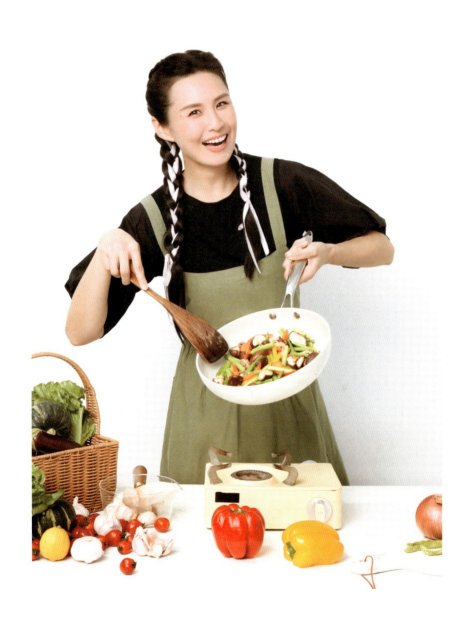

天然酸味剂

柠檬、番茄、苹果等天然带有酸味的食物是很好的酸味剂选择。它们不仅可以增加食物的酸味，还富含维生素 C 等营养成分，有助于增强免疫力。此外，还有一些从自然界中提取或制造的可以提供酸味的物质，如柠檬酸、苹果酸、醋酸等，这些也是更健康的选择，可以用于调味和烹饪。

天然辣味剂

洋葱、大葱、大蒜等本身带有辣味的食材可以为菜肴增添香辣的味道。同时，相对于化学辣味剂来说，辣椒素、芥末油、姜黄素等天然辣味剂也是可以适度食用的健康之选，还能提升食物的口感。

天然鲜味剂

烹饪时，菌菇、海带、番茄、蛤蜊等食材就能起到提鲜的作用。除此之外，鱼露、蚝油也是家中必备，富含蛋白质、氨基酸等营养成分的天然鲜味剂。这些天然鲜味剂不仅可以增加菜肴的鲜味，还能丰富食物的口感，使餐食更美味。

天然着色剂

胡萝卜、彩椒、枸杞等颜色鲜亮的食物可以点缀餐盘，增加菜肴的色彩。这些天然着色剂不仅能提升食物的视觉效果，还富含丰富的维生素和抗氧化物质，对身体有益处。

自制健康调味料

除了购买市售的天然调味料，我们还可以尝试自制一些健康的调味料，其纯净和营养更加有保障。下面我就分享几种健康调味料的自制方法。

蒜蓉：将蒜瓣切成小块，放入搅拌机中，加入少量清水，搅拌成蒜蓉即可。

油醋汁：把大蒜、百里香等自己喜欢的香料放入橄榄油中，低温加热半小时（放炉灶上小火加热 5 分钟，或放在烤箱里 150℃烘烤 1 小时），过滤后和意大利黑醋以 1∶1 比例进行混合，自制油醋汁就完成了。

柠檬醋：将新鲜柠檬挤出汁来，加入适量苹果醋或米醋，调匀即可。

辣椒油：将干辣椒、花椒等食材放入锅中，用慢火煎至微焦，再加入食用油炸至辣椒变焦黄。

在家庭饮食中，选择健康的调味料和食材是非常重要的。通过合理搭配天然调味料和自制调味料，我们可以更好地控制餐食的纯净程度和营养成分，让餐食更加健康。

5. 健康的烹调方式还有很多，不只是水煮

很多人认为只有水煮才是健康的烹调方式，其实我在日常为家人准备美食时还会用到凉拌、少油炒菜、空气炸锅炸烤等方式，这些烹调方式同样能制作健康美味的食物。

凉拌是一种非常健康的烹调方式。它避免了高温烹调，使食材的营养损失降到最低，更好地保留了维生素 B、维生素 C 等水溶性维生素和抗氧化物质。将喜欢的食材切成适当的块或丝后，保持生的状态（比如生菜、小番茄、彩椒、洋葱、三文鱼等）或者快速用沸水烫熟（比如芦笋、菌菇、鱼虾肉类），加入一些香菜、蒜蓉、姜末等调味料，再淋上酱汁，轻轻拌匀即可。凉拌菜不

仅色彩丰富，还能促进食欲，吃起来非常清爽。不同种类的蔬菜和水果搭配，还能提供不同的维生素和矿物质，让饮食更加多样化。

少油炒菜是我家常用的烹饪方式，也是比较健康的。在烹饪过程中，只需要少加一些油。书中制作的美食均使用山茶花油，大家也可以用橄榄油、花生油或菜籽油来代替，这些油脂含有较多的不饱和脂肪酸，对身体有益。在少油炒菜时，可以先将食材稍微蒸煮，再用油炒制，这样不仅能保持食材的营养，而且能增加食物的香气并提升风味。

空气炸锅炸烤是近年来比较流行的"快手"烹饪方式，以这种方式制作的食物大大减少了油脂的摄入量，而且做出来的食物很酥脆。我们家在日常烹饪时，空气炸锅的使用频率就很高。很多人会说健身就不能吃炸的食物，其实并不是这样。我们在家也会做炸薯条、炸鸡、炸酥肉、炸藕盒、烤茄子等美食，只不过使用了空气炸锅炸烤这样的烹饪方式，减少油的使用量，不用过多担心食物中多余的热量和脂肪含量。就连"挑剔"的刘教练都说我做的炸鸡吃起来健康又舒心，吃五六块都不会觉得腻！

在为家人烹饪时，我们可以根据食材的不同选择适合的烹调方式，将美食与健康完美结合。同时，鼓励家人尝试不同的健康调味料和烹饪方式，共同享受健康美味的生活。

6. 三餐比例要吃对，每餐配比要均衡

吃饭是我们生活中最幸福的时光之一，但是我们也要保证吃对三餐的比例，每餐的配比也要均衡哦！那么，我们就来看看怎么吃才能让我们的身体充满能量和活力吧！

首先，三餐的能量分配要根据我们的个人情况和活动量来确定。一般来说，早餐占总能量的 30%，午餐占 40%，晚餐占 30%。这样吃，能保证我们有充

足的能量应对一天的各种挑战。早餐要吃得丰盛一点，给自己一个好的开始；午餐要营养均衡，让我们有精神应对下午的工作或学习；晚餐要清淡一些，减少消化负担，让我们的肠胃得到充分的休息。这样有规律的三餐安排，对我们的健康大有裨益。

其次，我们还要特别注意三餐的食物种类和质量。多样化的食材是很重要的，因为每种食材都含有不同的营养成分，吃丰富多样的食物能保证我们得到全面的营养。我家也是非常注重饮食多样性的，比如说我们更喜欢自己在家做比萨吃，因为这样可以放很多青菜，加"料"满满。所以，尽量做到让自己每餐的食材多样化，选择一些富含优质蛋白质的食物，比如鸡蛋、瘦肉、鱼类等，同时要摄入优质的碳水化合物，如全谷物、杂豆类等。蔬菜水果也不要忘记哦，它们是我们饮食中重要的膳食纤维和维生素来源。

在这本书中，我会和大家分享很多适合当作早餐、午餐或晚餐的美味食谱。比如，早餐可以尝试各种充满创意的鸡蛋料理；午餐或晚餐可以来一份美味的牛排，或者尝试一下无米蛋炒饭，简单又好吃。这样，大家就可以根据自己的需求来进行搭配，打造属于自己的健康餐单啦！除了三餐，我们也可以适量添加一些健康的零食，比如坚果、酸奶、水果等。

7. 正确的进餐顺序别忘记

除了新鲜优质食材的选择和营养搭配，正确的进餐顺序也是我们要特别关注的。接下来，我将分享一些日常生活中可以实践的进餐顺序，让我们在餐桌上吃得更健康。

首先，吃饭的时候，先选择吃蔬菜。为什么呢？因为蔬菜富含膳食纤维，它们是我们餐桌上的"清道夫"，能够调节肠道菌群，润滑肠道。这样，我们的肠道就会更加健康，吸收营养也更顺畅。另外，膳食纤维还能减缓糖类

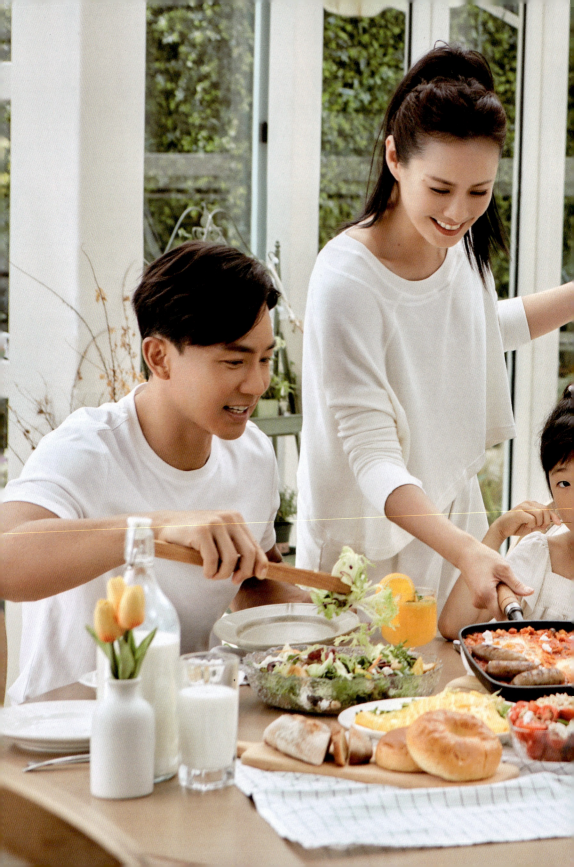

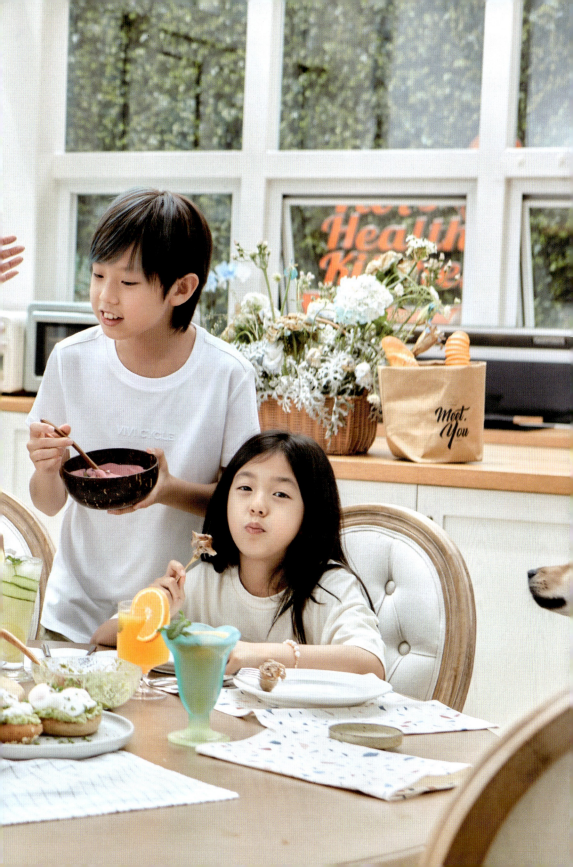

的吸收速度，让餐后的血糖不会飙升，降低了"升糖"的速度。所以，先吃蔬菜是个明智的选择！

接下来，去吃肉类、蛋类和奶类。这些食物富含优质蛋白质和脂肪，对我们的身体非常有益。这时候吃这些富含蛋白质和脂肪的食物，会让我们更早感受到饱腹，减少主食的摄入量，避免过多的脂肪和热量。这样做对于控制体重和维持健康非常有帮助。

最后才轮到米饭、面包，水果等碳水化合物含量较高的食物。主食虽然提供了我们所需的能量，但是先吃大量的主食可能会导致血糖快速升高。水果富含果糖，也是同样的道理。吃过多主食还容易摄入过多的热量，增加脂肪堆积的风险。所以，把这些留到最后吃，是个不错的选择。

所以，亲爱的男孩女孩们，无论是在家还是在外用餐，都要记得这些小贴士哦！遵守正确的进餐顺序，细细品味每一口食物，享受健康生活。

8. 选择决定你的健康

我知道很多男孩女孩都有着和我一样的烦恼，为自己的身材问题而焦虑。但是我想告诉大家，不必为此烦恼，每个人都有选择健康生活方式的权利！你的选择能帮助你改善健康、打破焦虑，迈向更快乐的生活。只要我们去挑选优质的食材、调味料，合理搭配三餐比例和遵守正确的进食顺序，就能迈向更健康、更美丽的生活。美食不只是诱惑，它是我们打破焦虑的法宝。选择健康的食材时，我们其实也在选择一个更好的自己。让我们一起摆脱焦虑的桎梏，去迎接美食带来的快乐和治愈吧！

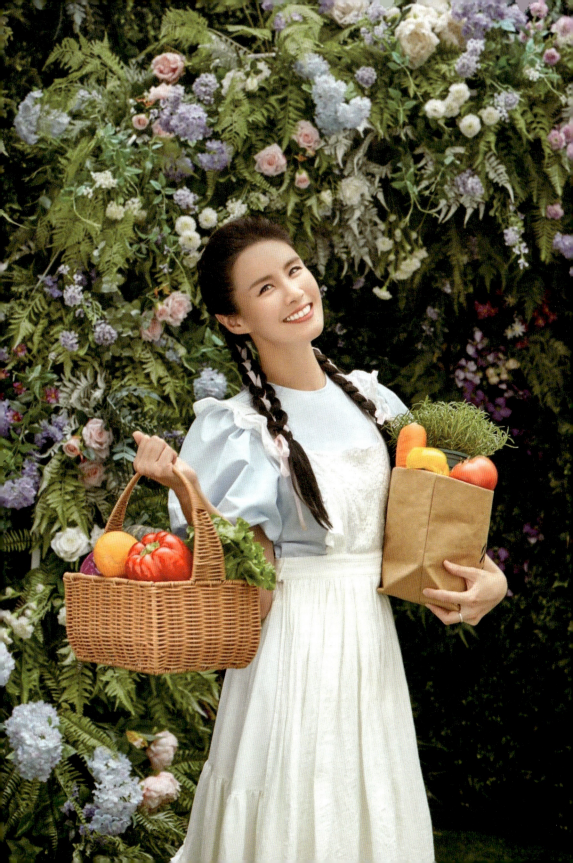

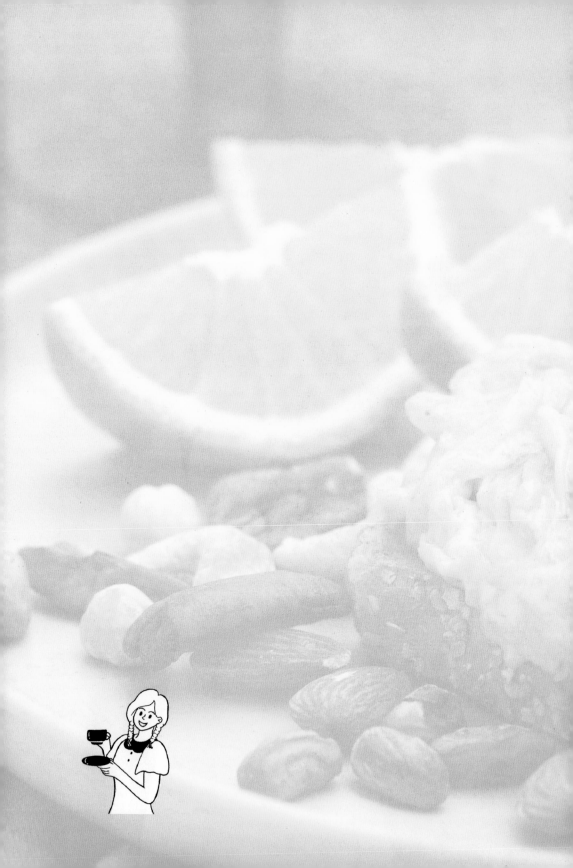

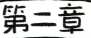

第二章

跟我
这样吃，

打败身材

焦虑

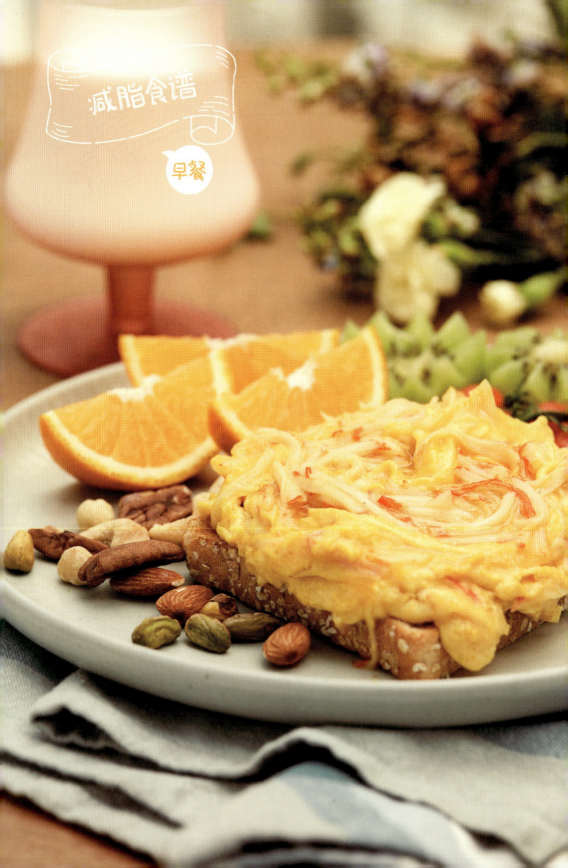

减脂食谱

早餐

蟹柳滑蛋
三明治早餐盘

烹饪时间：20 分钟

享用人数：1 人

健康关键词：低碳水 / 高蛋白 / 快手美味

[食材]

蟹柳　2~3 条（50g）

鸡蛋　3 个

高蛋白吐司　1 片

猕猴桃　1 个

橙子　半个

小番茄　5 个

混合坚果　15g

牛奶　30ml

[调味料]

黑蒜三文鱼酱汁　5ml

山茶花油　10ml

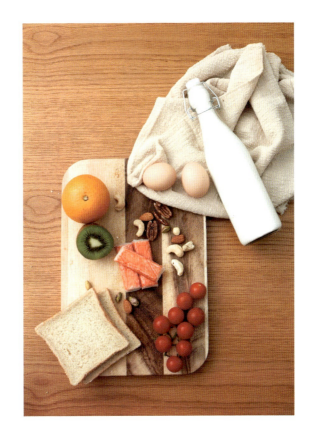

[步骤]

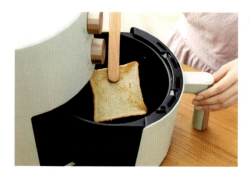

1 将高蛋白吐司放入空气炸锅中，180℃正反面各烤 3 分钟。

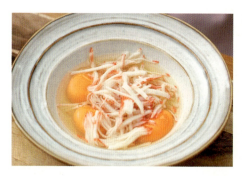

2 蟹柳撕条与鸡蛋一起放入碗中。猕猴桃去皮切厚片，橙子切瓣。

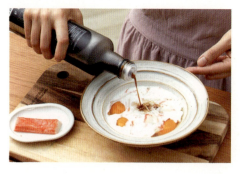

3 在步骤 2 的碗中加适量牛奶和黑蒜三文鱼酱汁搅打均匀。

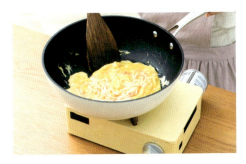

4 大火热锅倒入少量山茶花油，转小火，倒入步骤 3 做好的食材。待蛋液底部微微凝固，用铲子将其从四周向中间推，直到表面蛋液即将完全凝固，立刻关火出锅。

畊练厨师天团 Tips

1. 加入牛奶可以使滑蛋更加嫩滑并带有奶香；
2. 制作滑蛋的过程中始终保持中小火；
3. 黑蒜三文鱼酱汁可用生抽替代，山茶花油可用橄榄油、花生油等植物油替代。

5 将蟹柳滑蛋放在高蛋白吐司上，再把其他食材摆放到盘子上就可以了。

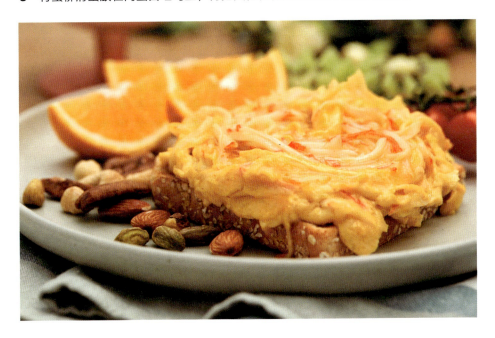

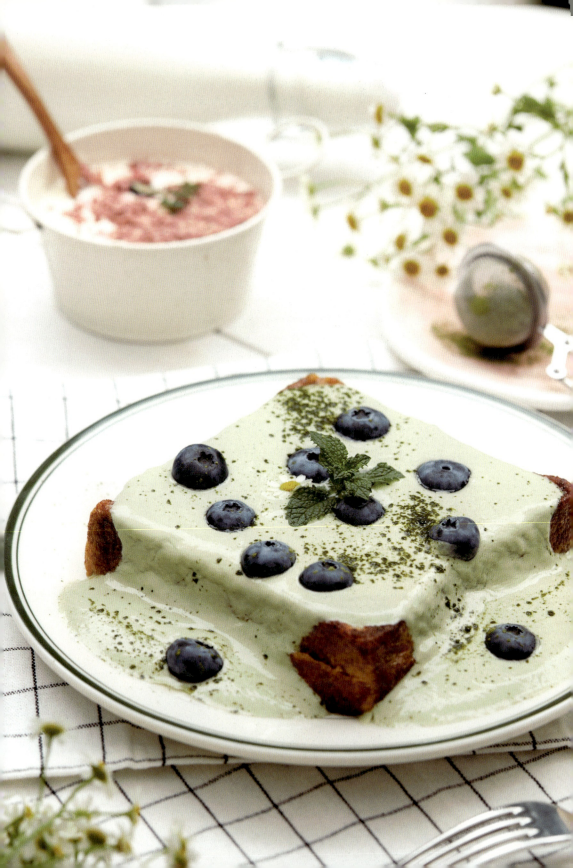

vivi Recipe 抹茶蛋奶吐司

烹饪时间：10 分钟

享用人数：1 人

健康关键词：高膳食纤维 / 高蛋白 / 简单快手

[食材]

抹茶粉　1 包（2g）

高蛋白吐司　2 片

鸡蛋　1 个

无糖酸奶　100g

牛奶　30ml

蓝莓　20g

[调味料]

0 卡糖　5g

[步骤]

1 将鸡蛋和牛奶搅打均匀，把高蛋白吐司均匀地裹上蛋奶液，空气炸锅预热到 180℃，放入吐司两面各烤 3 分钟。

2 将抹茶粉、无糖酸奶和 0 卡糖均匀融合，淋在吐司上，撒上蓝莓即可，还可以用抹茶粉、薄荷等装饰哦。

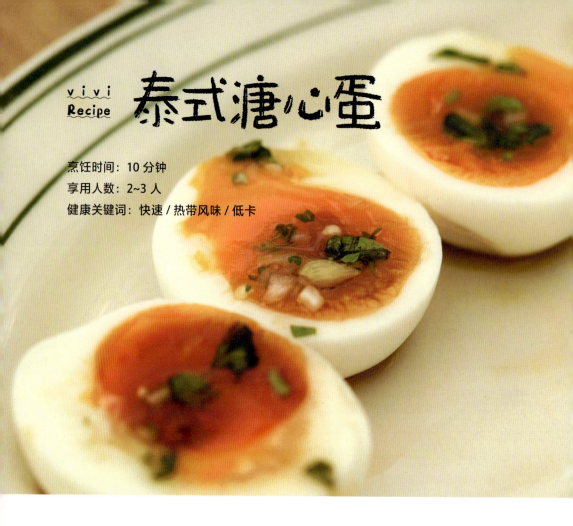

泰式溏心蛋

vivi Recipe

烹饪时间：10 分钟

享用人数：2~3 人

健康关键词：快速 / 热带风味 / 低卡

[食材]

可生食鸡蛋　4 个

[调味料]

0 卡糖　3g

鱼露　10g

蒜　2 瓣

洋葱　10g

小米辣　1 根

香菜　5g

青柠　1/4 个

[步骤]

1　烧一锅水，水烧开后把 4 个可生食鸡蛋放入水中，加盖煮 6 分到 6 分 30 秒，捞出过冰水。

2　把香菜、蒜瓣、洋葱、小米辣放入臼中捣碎，挤入青柠汁，加入鱼露和 0 卡糖调味。

3　把步骤 1 做好的溏心蛋对半切开，搭配步骤 2 中的酱料就可以开动咯！

畎练厨师天团 Tips

如果家里有香茅草的话，也可以一起放入臼中捣碎，泰式风味会更加明显，真的"泰"酷啦！

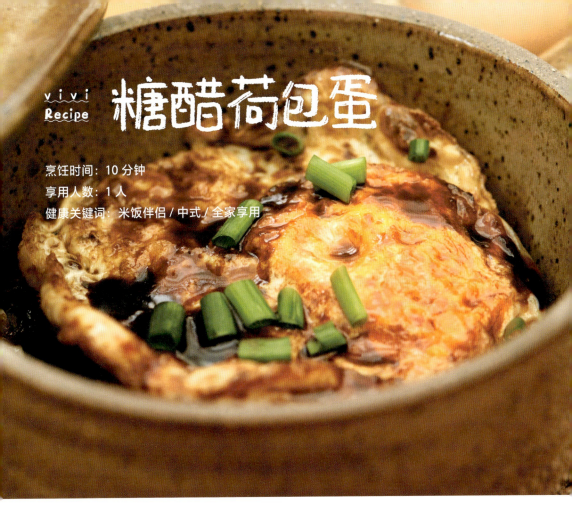

糖醋荷包蛋

烹饪时间：10 分钟

享用人数：1 人

健康关键词：米饭伴侣 / 中式 / 全家享用

【食材】

可生食鸡蛋　2 个

【调味料】

香醋　8g　蚝油　4g

黑蒜三文鱼酱汁　4g

老抽　2g　0 卡糖　2g

蒜　2 瓣　小葱　2 根

淀粉　2g　山茶花油　10ml

【步骤】

1　锅中倒入山茶花油烧热，磕入鸡蛋，用中大火两面各煎 20 秒到两面金黄、内心依然流心的状态盛出。

2　蒜切末，小葱切段。用底油炒香蒜末和葱段，倒入香醋、蚝油、黑蒜三文鱼酱汁、老抽、0 卡糖，再加一小勺淀粉，开小火收汁到浓稠的状态。

3　把荷包蛋倒回锅里，翻炒到裹满酱汁，盛出就可以开动咯！

第二章　跟我这样吃，打败身材焦虑　　033

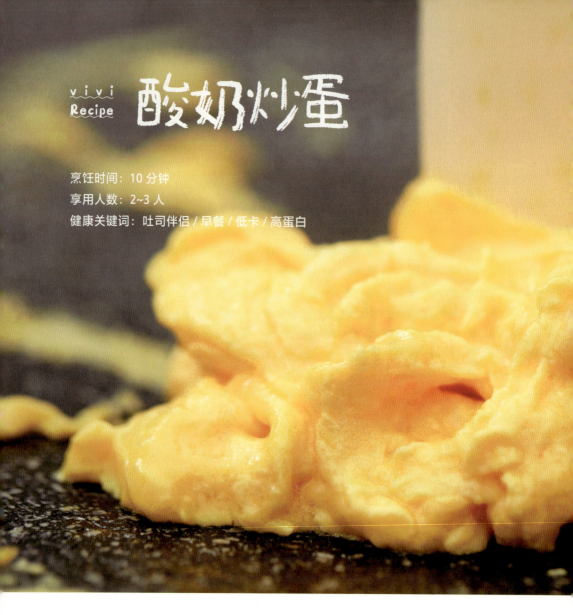

vivi
Recipe

酸奶炒蛋

烹饪时间：10 分钟

享用人数：2~3 人

健康关键词：吐司伴侣 / 早餐 / 低卡 / 高蛋白

【 食材 】

可生食鸡蛋　4 个

无糖酸奶　20g

【 调味料 】

海盐　2g

黑胡椒粉　2g

山茶花油（或椰子油）　5ml

【 步骤 】

1 把 4 个鸡蛋磕入碗中完全打散，加入海盐调味，加入无糖酸奶拌匀。

2 锅中倒入山茶花油（或椰子油），烧热后，加入蛋液，快速翻拌至半凝固状态即可出锅。

3 装盘后撒上海盐和黑胡椒粉调味即可。

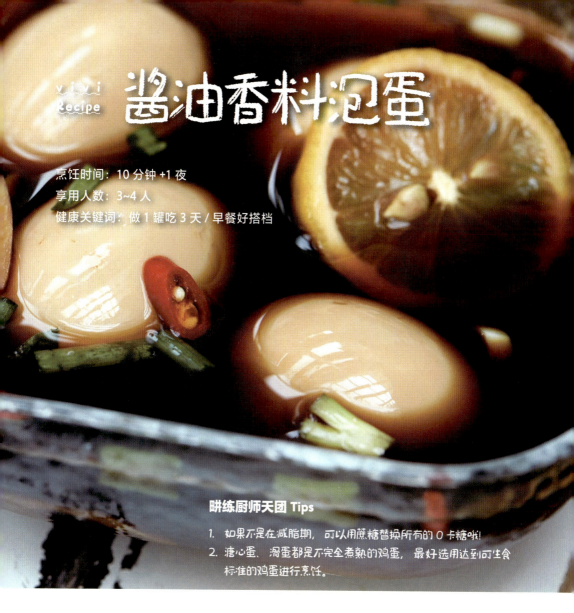

酱油香料泡蛋

viyi Recipe

烹饪时间：10 分钟 +1 夜

享用人数：3~4 人

健康关键词：做 1 罐吃 3 天 / 早餐好搭档

畊练厨师天团 Tips

1. 如果不是在减脂期，可以用蔗糖替换所有的 0 卡糖咪！
2. 溏心蛋、滑蛋都是不完全煮熟的鸡蛋，最好选用达到可生食标准的鸡蛋进行烹饪。

[食材]

可生食鸡蛋　12 个

饮用水　500ml

[调味料]

黑蒜三文鱼酱汁　250ml

0 卡糖　200g　蒜　6 瓣

小葱　20g　小米辣　2 根

花椒粒　5g　洋葱　半个

[步骤]

1 把饮用水、黑蒜三文鱼酱汁和 0 卡糖混合在一起。

2 把洋葱切丝、蒜切片、小葱切段、小米辣切段放进步骤 1 调好的酱汁中，再加一把花椒粒。

3 烧一大锅水，水烧开后把 12 个可生食鸡蛋放入水中，加盖煮 6 分 30 秒左右，捞出过冰水。

4 把鸡蛋完全浸入酱汁中，将其放入冰箱冷藏一夜更入味。

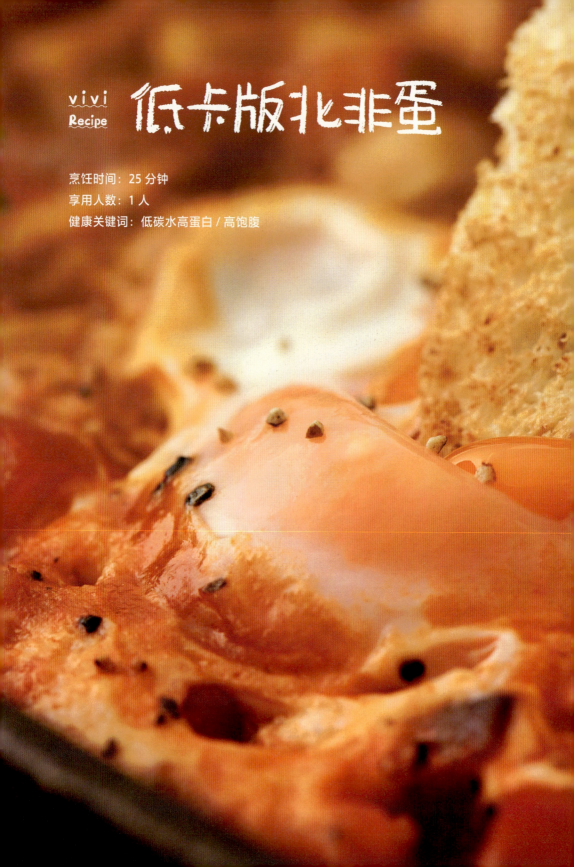

vivi Recipe 低卡版北非蛋

烹饪时间：25 分钟

享用人数：1 人

健康关键词：低碳水高蛋白 / 高饱腹

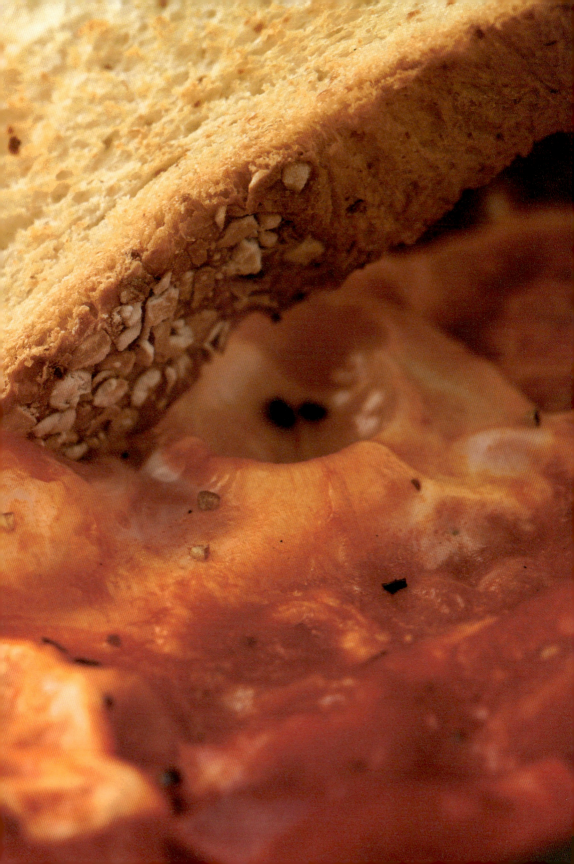

[食材]

番茄　2 个

洋葱　50g

可生食鸡蛋　2 个

彩椒　50g

杏鲍菇　50g

高蛋白吐司　1 片

[调味料]

山茶花油　15ml

番茄沙司　20g

盐　3g

现磨黑胡椒　2g

蒜　2 瓣

黑蒜三文鱼酱汁　10ml

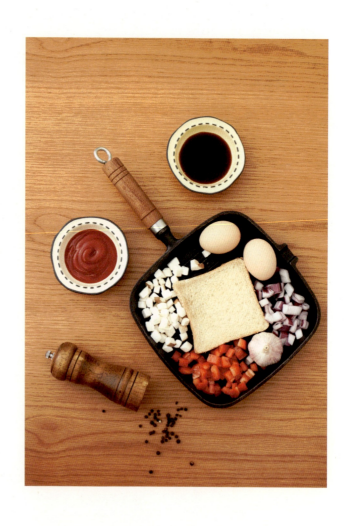

［步骤］

1 番茄浅划十字刀用开水烫 2 分钟去皮切成小块，蒜、洋葱切末，彩椒切丁，杏鲍菇切丁。

2 吐司放入空气炸锅，180℃正反两面各烤 2 分钟。

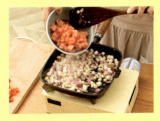 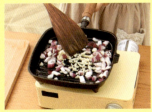 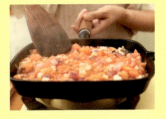

3 锅中倒入少量山茶花油，放入洋葱炒香，放入杏鲍菇和彩椒炒软，放入番茄炒出汁，加入适量番茄沙司、盐、现磨黑胡椒、黑蒜三文鱼酱汁调味。

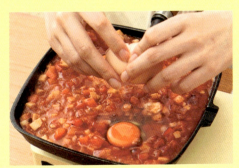 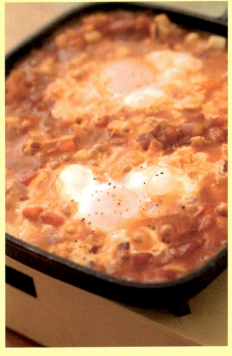

4 在步骤 3 的食材中间挖两个洞，磕入鸡蛋，盖上盖子焖 5 分钟左右。配上烤好的吐司就可以了。

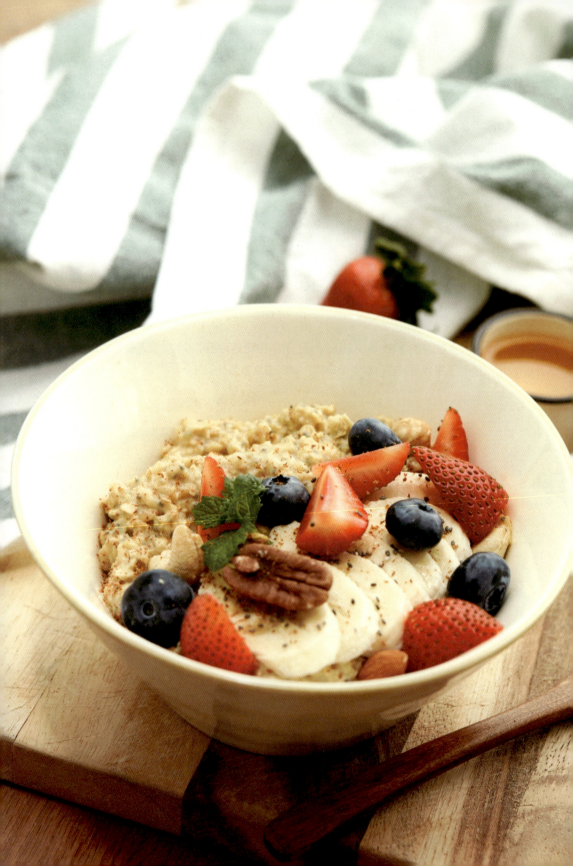

肉桂姜黄燕麦碗

烹饪时间：10 分钟

享用人数：1 人

健康关键词：快手早餐 / 高膳食纤维 / 抗炎 / 拜拜手脚冰凉

[食材]

燕麦片　50g　牛奶　200ml

蓝莓　20g　坚果　10g

香蕉　1 根　草莓　4 颗

奇亚籽　10g

[调味料]

姜黄粉　5g

肉桂粉　2g

蜂蜜　2g

[步骤]

1　锅中放入燕麦片、奇亚籽、姜黄粉、肉桂粉、蜂蜜，倒入牛奶，开小火一边翻拌一边加热，直至燕麦片完全吸饱牛奶。

2　将步骤 1 做好的食材盛出后在顶部装饰蓝莓、坚果、香蕉片和草莓即可。

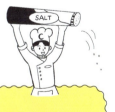

畔练厨师天团 Tips

如果秋冬想要暖身，可以再加一点黑胡椒粉。

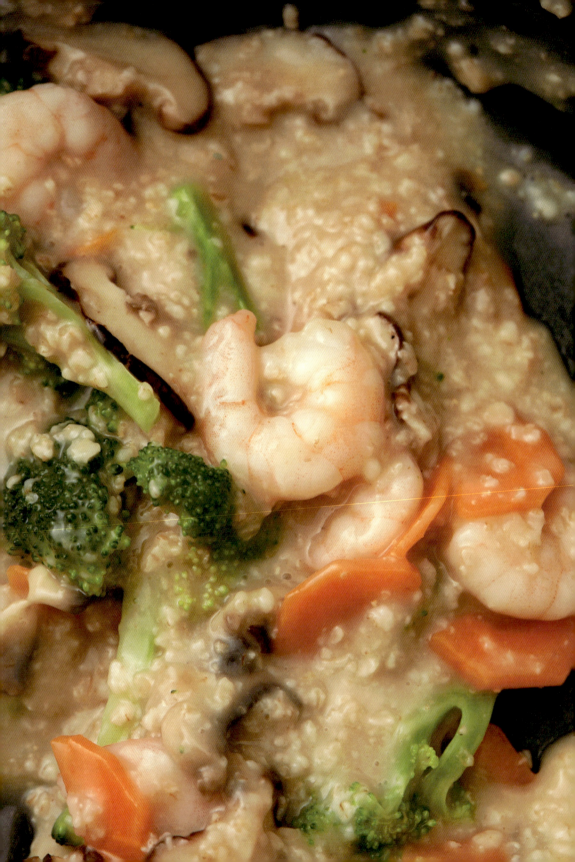

鲜虾蔬蔬燕麦粥

烹饪时间：20 分钟

享用人数：1 人

健康关键词：早餐营养均衡一锅出 / 低卡高纤维

[食材]

虾仁　100g

燕麦片　50g

香菇　2 个

白蘑菇　2 个

西蓝花　100g

胡萝卜　50g

[调味料]

黑松露酱汁　10ml

山茶花油　10ml

[步骤]

1　香菇切片，白蘑菇切片，西蓝花切小朵，胡萝卜切薄片。

2　锅中倒入少量山茶花油，放香菇、白蘑菇、胡萝卜翻炒并加入适量水煮开，放入燕麦片煮 3~5 分钟，放入虾和西蓝花煮 3 分钟，再加入适量黑松露酱汁调味即可。

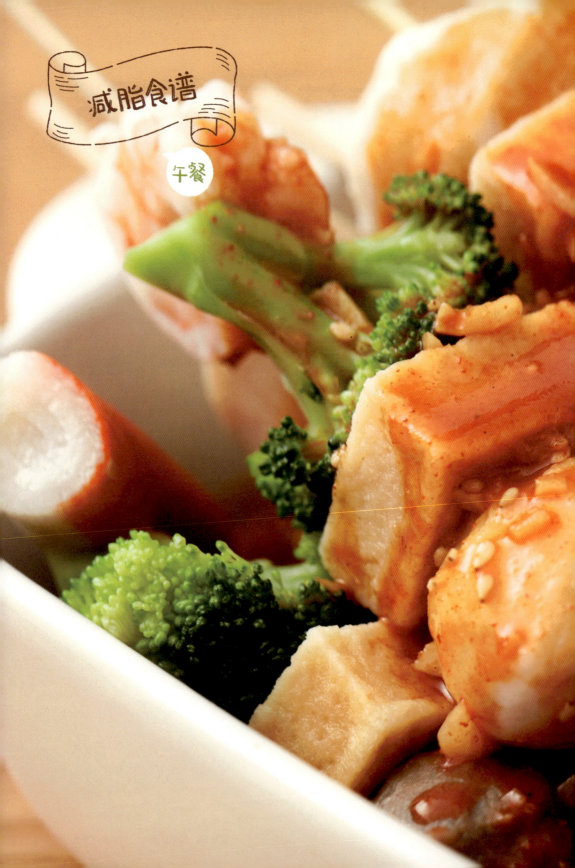

减脂食谱

午餐

低卡版韩式串串

烹饪时间：20 分钟

享用人数：1 人

健康关键词：仪式感 / 操作简单 / 低卡 / 趣味

[食材]

虾仁　9个　　鱼丸　4个
牛肉丸　4个　　鱼豆腐　4个
蟹味棒　2个　　杏鲍菇　100g
西蓝花　100g　　香菇　6个

[调味料]

韩式辣酱　30g
蒜　10g
黑松露酱汁　10ml
白芝麻　5g

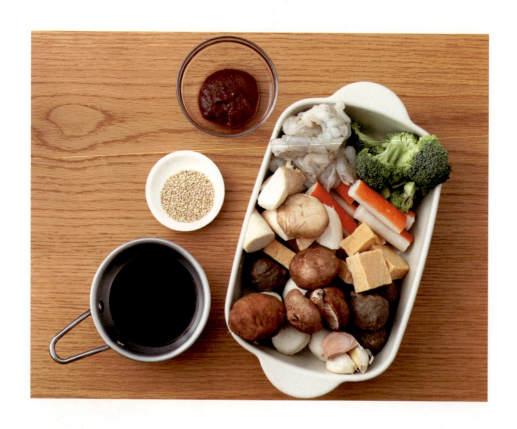

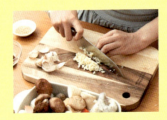

1 杏鲍菇切滚刀块，西蓝花切朵，蒜切细末。

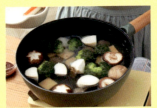 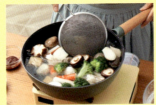 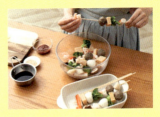

2 锅中倒水，烧开后把所有食材放入锅中煮 2 分钟，将食材捞出过凉水并沥干，用竹
签穿串放在盘子里。

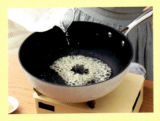 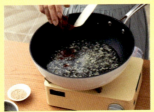 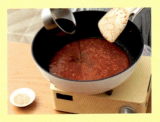

3 热锅把蒜末炒香，加入水、韩式辣酱、黑松露酱汁、白芝麻搅拌均匀，煮开后出锅、
放凉淋在串串上即可。

番茄蛋煎龙利鱼

烹饪时间：25 分钟

享用人数：1 人

健康关键词：酸甜开胃 / 低卡百搭

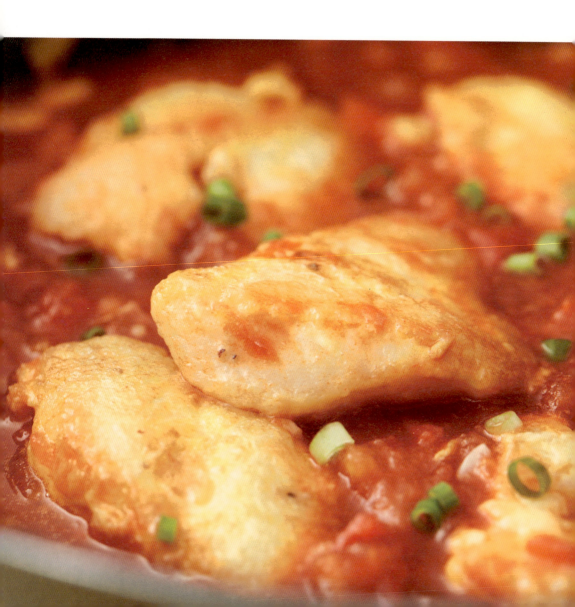

[食材]

龙利鱼　1 条（180g）
番茄　2 个
鸡蛋　1 个

[调味料]

蒜　2 瓣
黑蒜三文鱼酱汁　10ml
盐　2g
山茶花油　15ml
番茄沙司　15g
现磨黑胡椒　2g

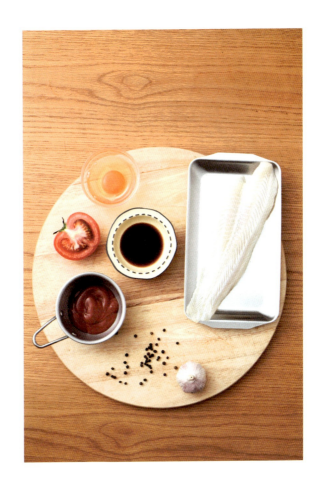

[步骤]

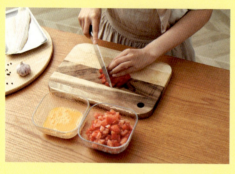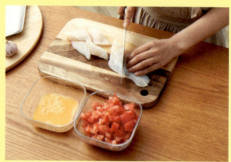

1 番茄切小块，龙利鱼切大块，蒜切末。

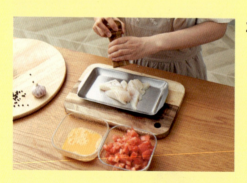

2 鸡蛋搅打均匀，龙利鱼用少量盐和现磨黑胡椒腌制。

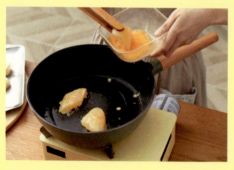

3 热锅倒入少量山茶花油，龙利鱼裹满蛋液放入锅中煎到表面金黄夹出。

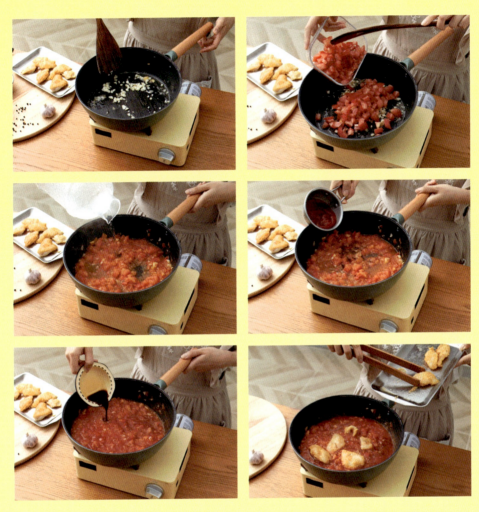

4　锅中倒入少量山茶花油，放蒜末炒香，放入番茄炒出汁，加入适量水煮开，加入少量番茄沙司、黑蒜三文鱼酱汁、盐调味，再将龙利鱼放回锅中，收汁出锅即可。

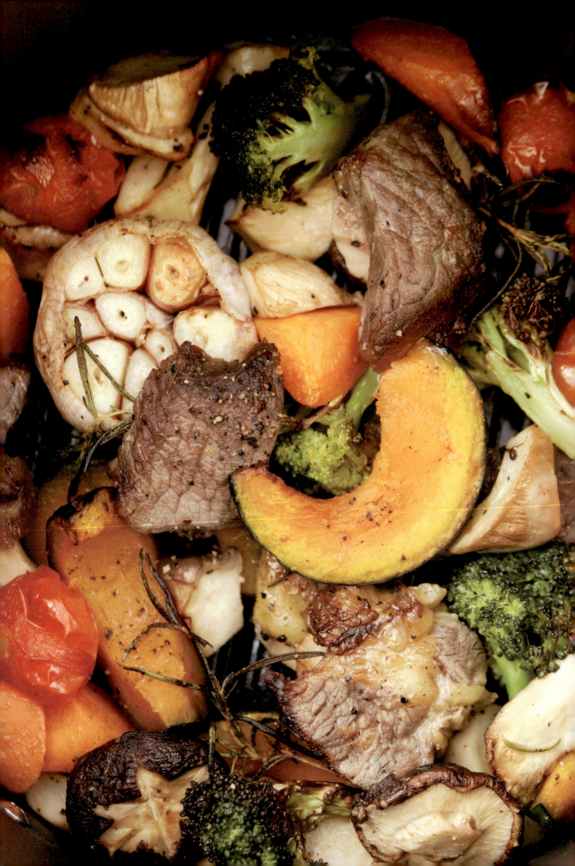

空气炸锅时蔬烤牛排

vivi
Recipe

烹饪时间：20 分钟

享用人数：1 人

健康关键词：高饱腹 / 高蛋白 / 高膳食纤维

[食材]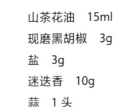

牛排　1 块（150g）

贝贝南瓜　半个（180g）

西蓝花　100g　小番茄　8 个

杏鲍菇　2 根　香菇　4 个

胡萝卜　100g

[调味料]

山茶花油　15ml

现磨黑胡椒　3g

盐　3g

迷迭香　10g

蒜　1 头

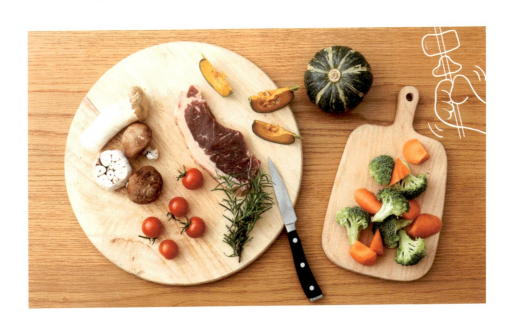

[步骤]

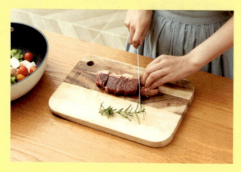 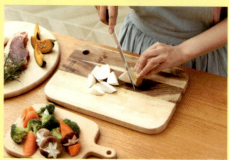

1 牛排切块，南瓜切瓣，西蓝花切朵，胡萝卜切块，杏鲍菇切块，蒜横切对半。

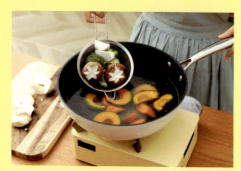 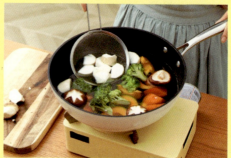

2 锅中倒水，水烧开放入南瓜、胡萝卜煮 3 分钟捞出，放杏鲍菇、西蓝花、香菇煮 2 分钟后捞出。

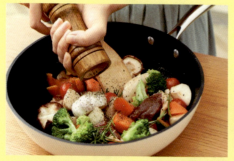 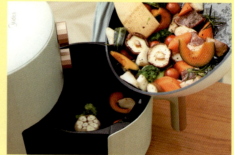

3 将所有食材混合并加适量的盐、现磨黑胡椒和少量的山茶花油拌匀，放入预热到 200℃ 的空气炸锅，两面各烤 7 分钟即可。

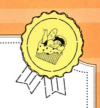

空气炸锅炸藕盒

烹饪时间：30 分钟

享用人数：2~3 人

健康关键词：非油炸 / 酥脆 / 全家享用

[食材]   藕 1 整根   牛肉糜 250g   茴香末 50g

全麦面粉 100g   鸡蛋 3 个

[调味料]   蒜末 10g   海盐 3g   黑胡椒粉 2g

黑蒜三文鱼酱汁 10ml   料酒 5ml   盐 1g

[步骤]

1. 制作牛肉馅：把牛肉糜、茴香末、蒜末、料酒搅拌均匀，用海盐、黑胡椒粉和黑蒜三文鱼酱汁调味，最后磕入 1 个鸡蛋并顺时针搅拌均匀。

2. 把整段藕切成藕夹的样子（两片为一组，中间不完全切断），把肉馅夹进去，然后压紧。

3. 制作蛋液面糊：把全麦面粉、2 个鸡蛋和盐混合均匀，加入适量水调整一下浓稠度。

4. 把藕夹均匀地裹上蛋液面糊，放入空气炸锅 180℃烤 20 分钟（中途打开翻面一次）即可。

畊练厨师天团 Tips

如果没有空气炸锅的话，也可以在锅底放入少量油把藕夹煎熟。

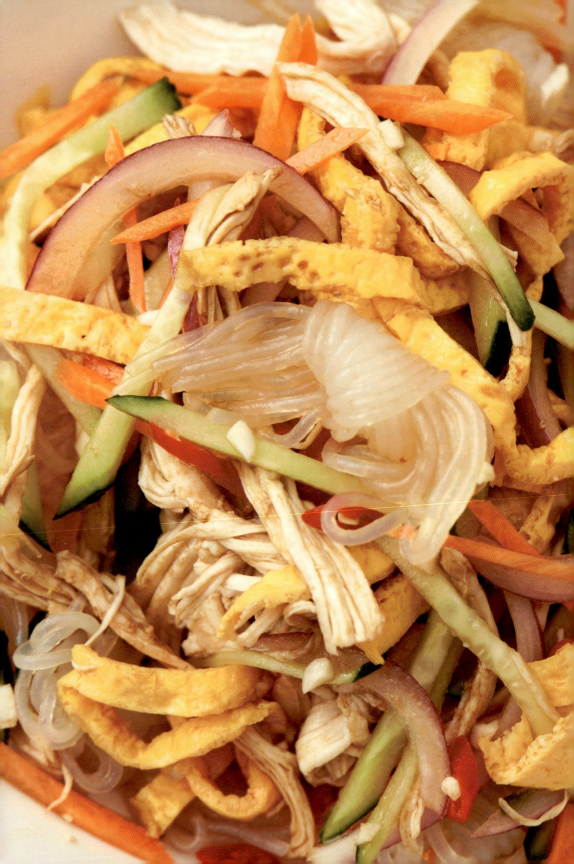

vivi Recipe 魔芋结手撕鸡

烹饪时间：20 分钟

享用人数：1 人

健康关键词：酸辣开胃

[食材]

鸡胸　150g

鸡蛋　2 个

胡萝卜　80g

黄瓜　80g

魔芋结　80g

洋葱　15g

[调味料]

姜　15g

蒜　15g

小米辣　5g

白松露橄榄油醋汁　40ml

料酒　10ml

山茶花油　10ml

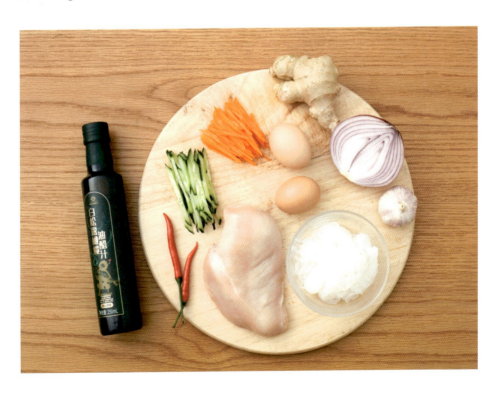

[步骤]

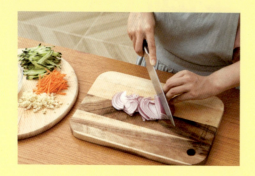

1 胡萝卜切丝，黄瓜切丝，姜切片，洋葱切丝，蒜切末，小米辣切段。

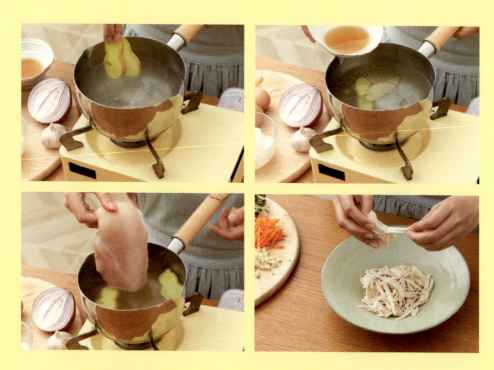

2 锅中放入适量的水烧开，放入姜、料酒，把鸡胸放进锅中煮5分钟后关火，焖10
分钟后捞出放凉，撕成丝状。

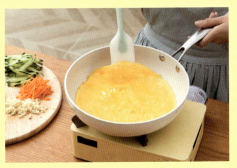
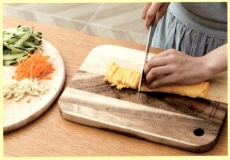

3 锅中倒入少量山茶花油，鸡蛋搅打均匀倒入锅中煎成蛋饼后切丝。魔芋结用开水焯
1 分钟后捞出放凉。

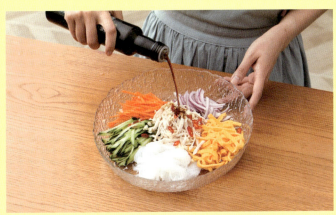

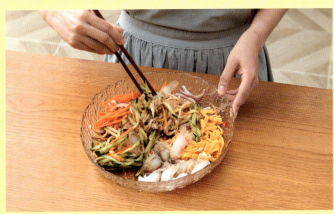

4 盘子中间放入鸡丝，边上依次放入步骤 1 和步骤 3 做好的食材。将白松露橄榄油醋
汁淋在食材上拌匀即可。

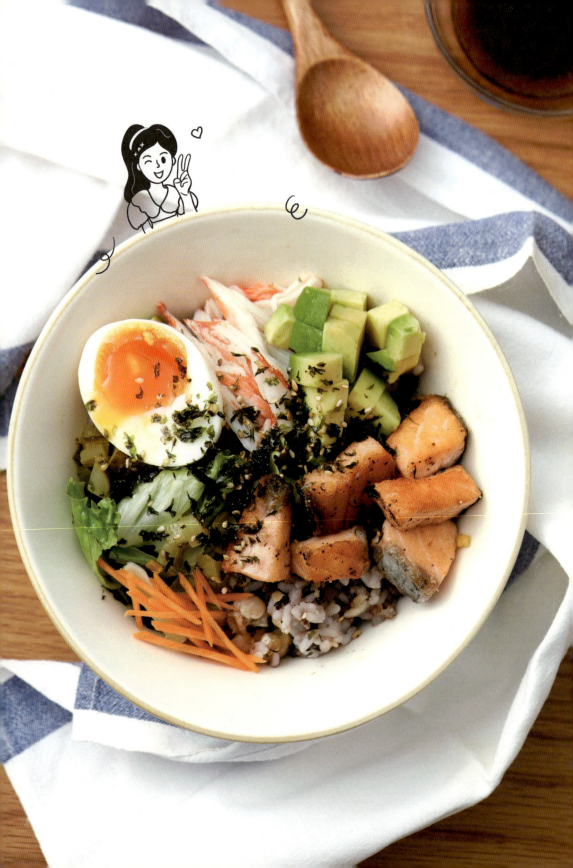

vivi Recipe 三文鱼波奇碗

烹饪时间：20 分钟

享用人数：1 人

健康关键词：高蛋白 / 谷物杂粮 / 多蔬菜 / 营养均衡 / 夏威夷风味

【食材】

三文鱼　100g

生菜　20g

胡萝卜　10g

牛油果　50g

酸黄瓜　20g

蟹柳　40g

溏心蛋　1 个

海苔　5g

白芝麻　3g

杂粮米　50g

【调味料】

白松露橄榄油醋汁　10ml

海盐　1g

现磨黑胡椒　1g

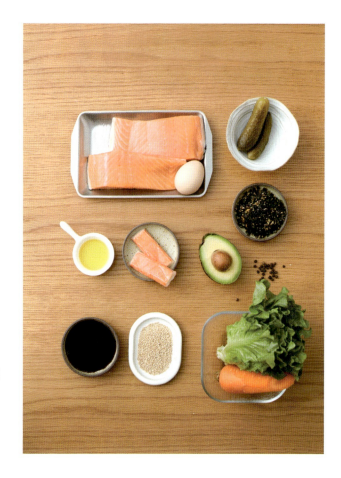

[步骤]

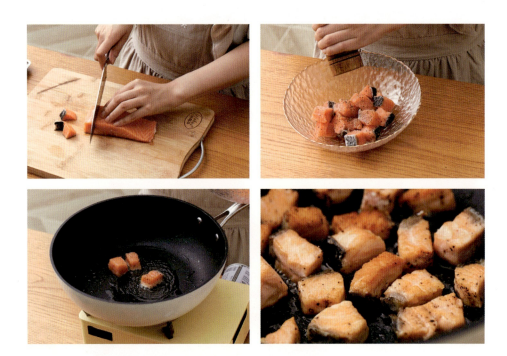

1 把三文鱼切成骰子块，加入海盐和现磨黑胡椒腌制 5 分钟。锅中倒入山茶花油烧热，再放入三文鱼块煎至表面上色（不用完全熟透）。

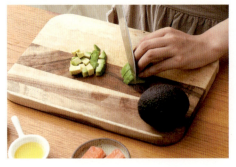

2 把蟹柳撕成丝状，酸黄瓜切成丁，生菜切碎，胡萝卜切成丝，牛油果切成粒，溏心蛋切对半。

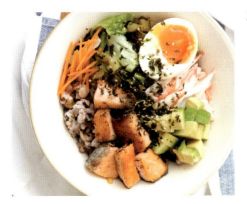

3 杂粮米提前浸泡、煮熟并放入碗中，然后把步骤 1 和步骤 2 做好的食材铺在杂粮饭上。

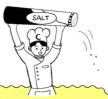

畊练厨师天团 Tips

没有白松露橄榄油醋汁的话，可以按照 1:1 的比例混合黑醋和特级初榨橄榄油，做成常规的油醋汁并用海盐和现磨黑胡椒调味。

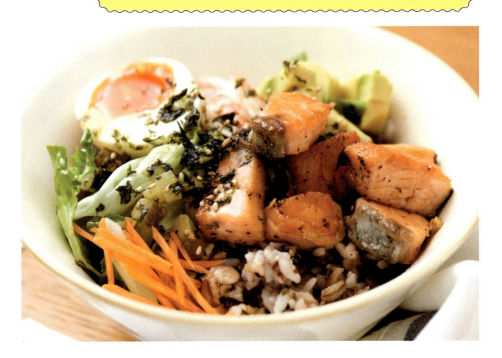

4 在步骤 3 做好的食材上淋上白松露橄榄油醋汁，撒上海苔和白芝麻即可。

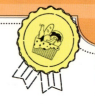

金枪鱼蟹柳波奇碗

烹饪时间：10 分钟

享用人数：1 人

健康关键词：高蛋白 / 丰富膳食纤维 / 韩式风味

[食材]　　水浸金枪鱼　100g

　　　　　蟹柳　40g

　　　　　毛豆　50g

　　　　　玉米粒　30g

　　　　　泡菜　30g

　　　　　海苔　10g

　　　　　杂粮米　50g

[调味料]　低脂蛋黄酱　10g

　　　　　现磨黑胡椒　1g

　　　　　柠檬汁　3ml

[步骤]　　**1**　毛豆和玉米粒煮熟，蟹柳撕成丝状。

　　　　　2　杂粮米提前浸泡、煮熟并放入碗中，然后把所有的食材铺在杂粮饭上。

　　　　　3　把低脂蛋黄酱、现磨黑胡椒和柠檬汁混合，淋在波奇碗上即可。

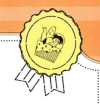

香煎鸡腿肉波奇碗

烹饪时间：20 分钟

享用人数：1 人

健康关键词：高蛋白 / 中式口味 / 膳食纤维丰富

[食材]　　去皮鸡腿肉　150g

洋葱　50g

蘑菇　100g

西蓝花　50g

白芝麻　2g

[调味料]　黑蒜三文鱼酱汁（或黑松露酱汁）　10ml

0 卡糖　5g

料酒　5ml

山茶花油　3ml

[步骤]　　**1** 去皮鸡腿肉切成大粒，用黑蒜三文鱼酱汁（或黑松露酱汁）、0 卡糖、料酒腌制 10 分钟。

2 热锅倒入山茶花油，把腌制好的鸡腿肉煎上色，然后倒入洋葱、蘑菇一起翻炒，中途可以加水，保留鸡汁。西蓝花切成小朵后煮熟。

3 杂粮米提前浸泡并煮熟，然后把所有的食材铺在杂粮饭上，撒上白芝麻，拌匀即可。

泰式酸辣
柠檬虾荞麦面

烹饪时间：10 分钟

享用人数：1 人

健康关键词：操作简单 / 快手

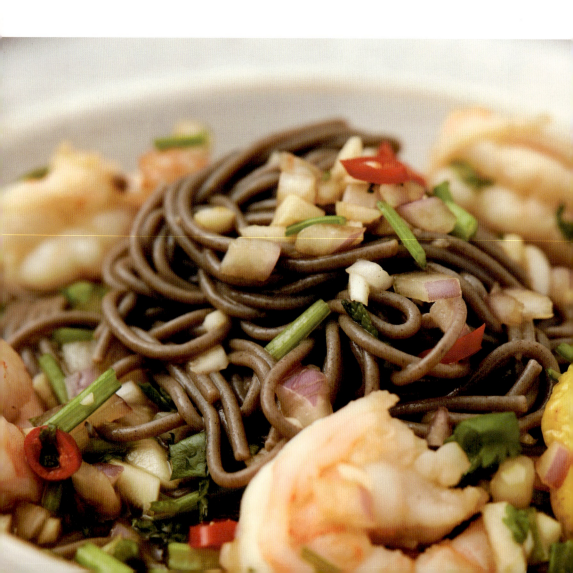

[食材]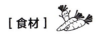

大虾仁　150g
免煮荞麦面　100g
柠檬　2 个

[调味料]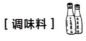

蒜　15g
洋葱　15g
小米辣　5g
薄荷叶（或香菜）　10g
黑蒜三文鱼酱汁　30ml
蜂蜜　10g

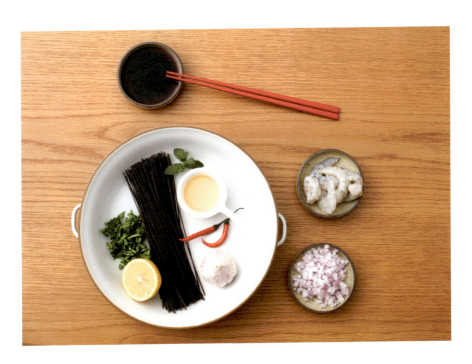

[步骤]

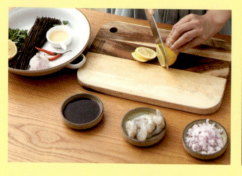 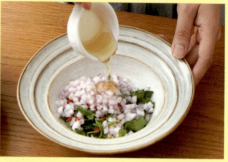

1 一个柠檬切片，一个柠檬榨汁，蒜切末，洋葱切末，小米辣切末，薄荷叶切碎。

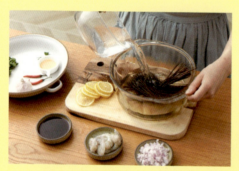 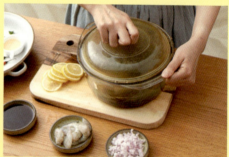

2 虾仁用水焯熟过凉水（保持口感），荞麦面用热水泡 10 分钟后过凉水，与柠檬片一起装盘。

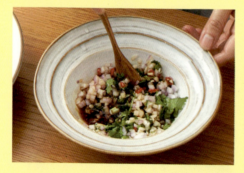 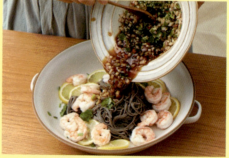

3 将步骤 1 做好的食材与黑蒜三文鱼酱汁、蜂蜜、50ml 水混合并搅拌均匀，将制作好的酱汁淋在步骤 2 做好的食材上即可。

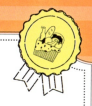

雪碧虾滑拌荞麦面

烹饪时间：30 分钟

享用人数：1 人

健康关键词：凉爽 / 夏日 / 高蛋白

【食材】　白虾　200g　花生碎　5g

　　　　　鸡蛋清　1 个　香菜　20g

　　　　　黄瓜丝　50g　荞麦面　50g

【调味料】　蒜末　5g　海盐　1g

　　　　　现磨黑胡椒　1g　小米辣丁　5g

　　　　　黑蒜三文鱼酱汁　10g

　　　　　0 卡糖　2g　醋　1g

　　　　　豆瓣酱　3g　白芝麻　3g

　　　　　0 卡雪碧　100ml

　　　　　山茶花油　5ml

【步骤】　**1** 把白虾用刀剁碎，加入一个蛋清，用海盐和现磨黑胡椒调味后，往一个方向用力搅拌做成虾滑。将虾滑放入沸水中煮 5 分钟后捞出。

　　　　　2 把蒜末和小米辣丁放入碗中，加入烧热的山茶花油激出香味。加入豆瓣酱、黑蒜三文鱼酱汁、0 卡糖、醋和 0 卡雪碧做成拌面汁。

　　　　　3 把煮好的荞麦面、虾滑、黄瓜丝、香菜和拌面汁一起搅拌，撒上白芝麻就可以开动咯。

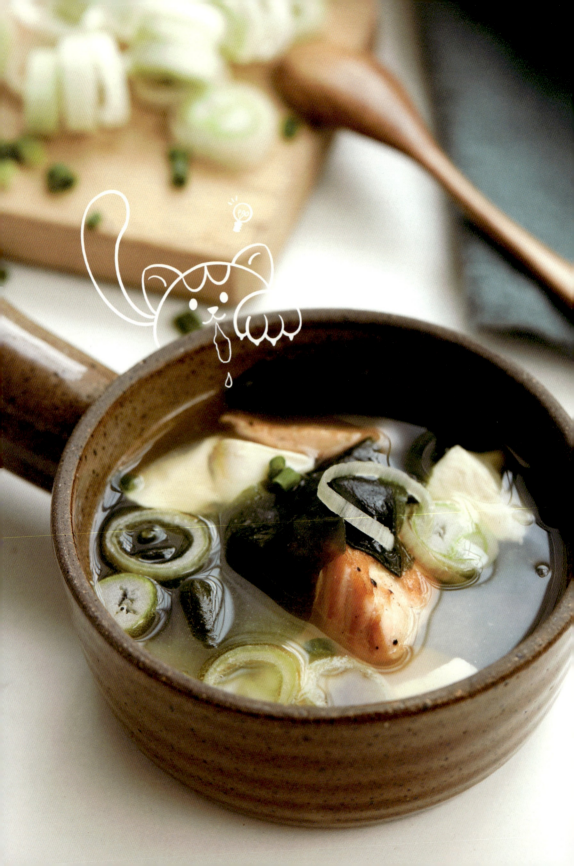

味噌三文鱼豆腐汤

烹饪时间：20 分钟

享用人数：1 人

健康关键词：低碳水 / 高蛋白 / 高饱腹感 / 自然鲜味

[食材]

三文鱼　150g

嫩豆腐　150g

泡发裙带菜　50g

[调味料]

味噌　30g　大葱和小葱　20g

黑蒜三文鱼酱汁　5ml

盐　1g　现磨黑胡椒　1g

山茶花油　10ml

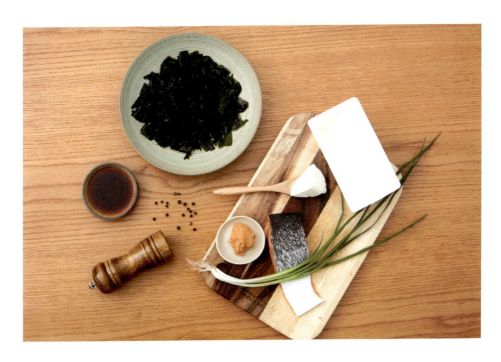

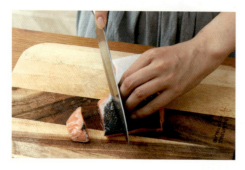

1 嫩豆腐切小块，三文鱼切小块，裙带菜切小块，大葱、小葱切圈。

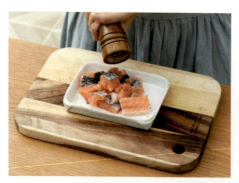

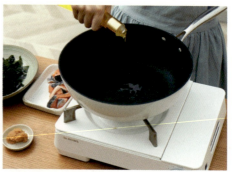

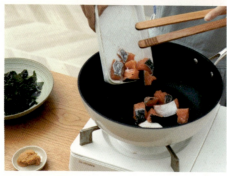

2 将三文鱼用少量盐、少量现磨黑胡椒拌匀腌制 5 分钟。锅中倒入少量山茶花油，放入三文鱼煎上色。

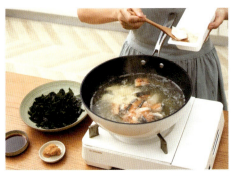
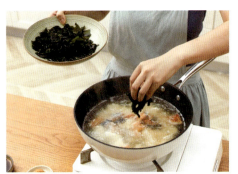
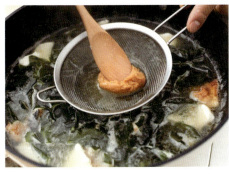

3　加入适量的饮用水，煮开放入豆腐和裙带菜，加入味噌，再用少量黑蒜三文鱼酱汁
　　和少量现磨黑胡椒调味，煮 5 分钟，撒上葱圈就可以了。

番茄豆皮蛋汤

烹饪时间：10 分钟

享用人数：1 人

健康关键词：减脂期快速掉秤

【食材】 番茄 1 个 豆皮 80g 鸡蛋 1 个

【调味料】黑蒜三文鱼酱汁 10ml 山茶花油 10ml 盐 2g

【步骤】 **1** 番茄去皮切小块，豆皮切丝。

2 锅中倒入少量山茶花油，放入番茄炒软，加入适量的水煮开后，放入豆皮和黑蒜三文鱼酱汁，另加少量盐调味。鸡蛋打散，画圈倒入锅中即可关火。

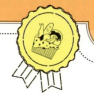

无油蛤蜊冬瓜汤

烹饪时间：10 分钟

享用人数：1 人

健康关键词：鲜美 / 操作简单

【食材】 蛤蜊 250g 冬瓜 400g

【调味料】姜 10g 小葱 10g 盐 3g

【步骤】 **1** 冬瓜切片，姜切丝，小葱切葱花。

2 锅中放入适量的水烧开，然后放入冬瓜和姜煮到冬瓜微微软，最后放入蛤蜊煮到蛤蜊完全打开，加盐调味再撒上葱花即可。

丝瓜三鲜汤

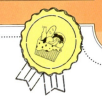

烹饪时间：10 分钟

享用人数：1 人

健康关键词：减脂期肥油咔咔掉

[食材]　丝瓜　250g　　豆芽　150g　　鸡蛋　1 个

[调味料]　山茶花油　10ml　　盐　2g　　黑松露酱汁　10ml

[步骤]　**1** 丝瓜去皮切片。

　　2 锅中倒入少量山茶花油，加热后放入打散的鸡蛋，炒成蛋碎盛出备用。

　　3 锅中倒入少量山茶花油，放入丝瓜和豆芽炒软，加入适量水煮开后放蛋碎，最后加黑松露酱汁和盐调味即可。

豌豆苗虾仁汤

烹饪时间：10 分钟

享用人数：1 人

健康关键词：低卡 / 掉秤汤

[食材]　虾仁　100g　　豌豆苗　100g

[调味料]　生姜　10g　　山茶花油　10ml　　盐　3g

[步骤]　生姜切丝放入锅中，倒入少量山茶花油炒香，放虾仁轻煎后放入豌豆苗翻炒，最后加入适量水煮开，加盐调味即可。

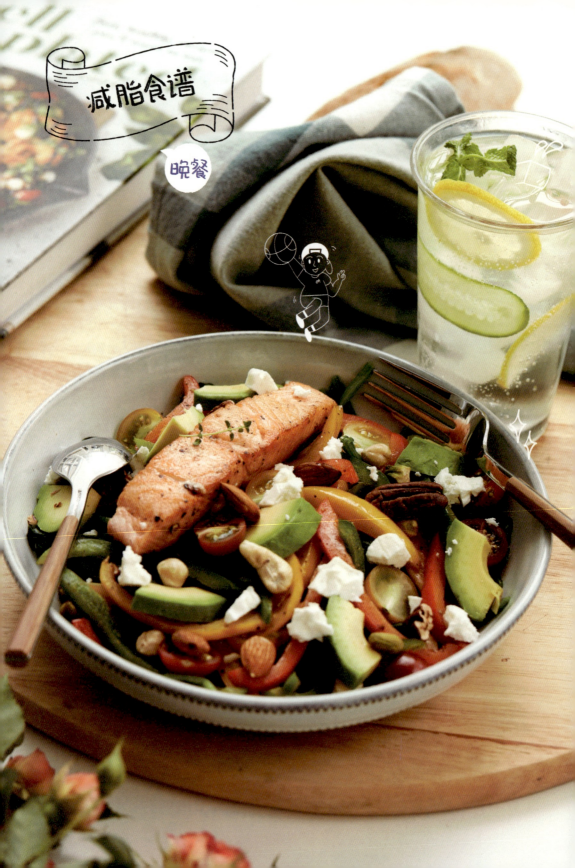

减脂食谱

晚餐

vivi Recipe 三文鱼牛油果沙拉

烹饪时间：15 分钟

享用人数：1 人

健康关键词：简单快手 / 高纤维

[食材]

三文鱼　150g

菠菜　100g

彩椒　100g

小番茄　5 个

牛油果　半个

混合坚果　15g

奶酪　30g

[调味料]

白松露橄榄油醋汁　30ml

山茶花油　10ml

盐　2g

现磨黑胡椒　1g

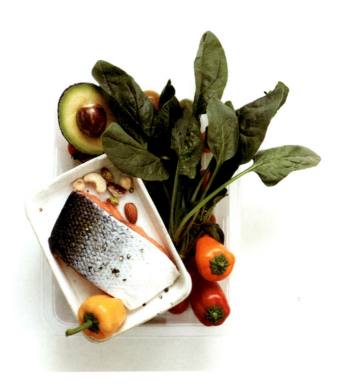

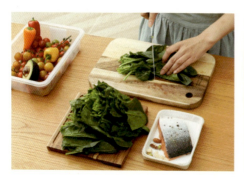 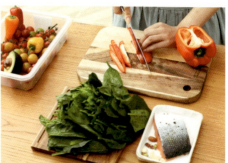

1 菠菜对切两段，彩椒切丝，小番茄对切，牛油果切半圆片。

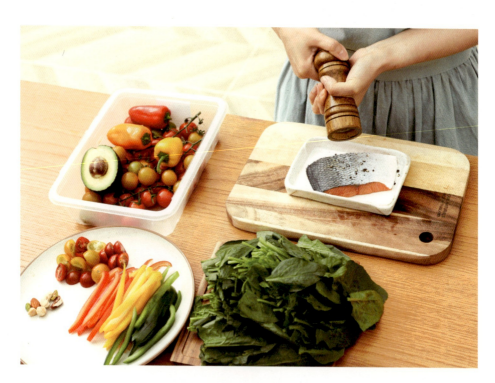

2 三文鱼用少量盐、现磨黑胡椒、山茶花油腌制 5 分钟。大火热锅倒入少量山茶花油转中火。

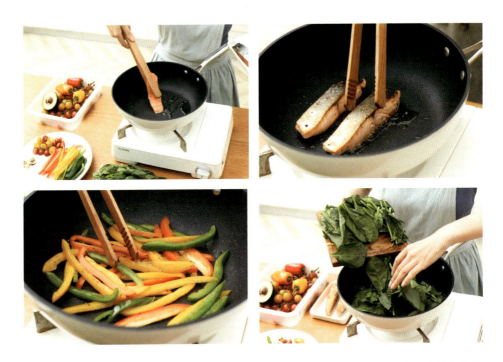

3 放入三文鱼两面煎上色，转小火，两面再继续各煎 3 分钟夹出。锅洗干净倒入少量山茶花油，再放彩椒轻炒 2 分钟盛出，菠菜用开水焯 10 秒后捞出控干水分。

4 盘子底部铺上菠菜然后依次放入三文鱼、牛油果、彩椒、小番茄，撒上奶酪、坚果，淋上白松露橄榄油醋汁就可以咯！

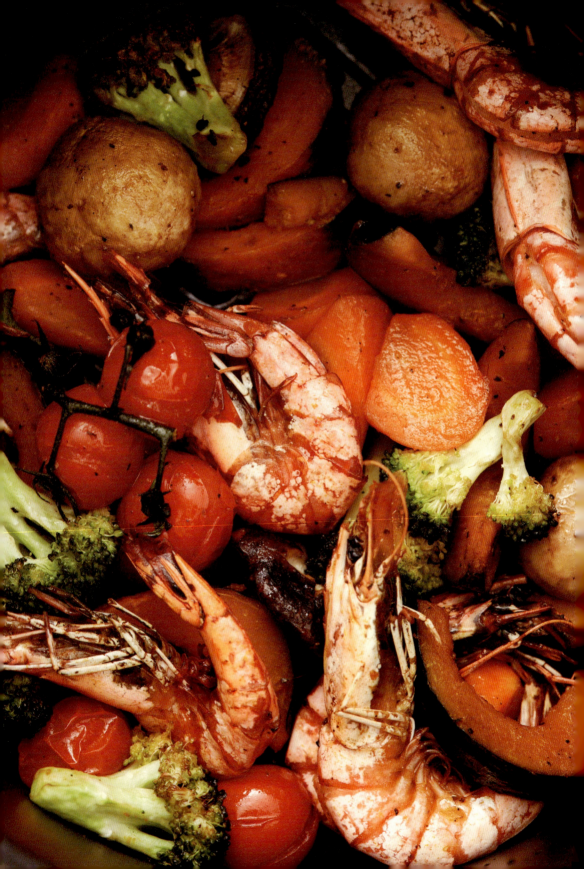

快手蒜香鲜虾时蔬热沙拉

烹饪时间：25 分钟

享用人数：1~2 人

健康关键词：暖胃沙拉 / 快手菜 / 减脂美味

[食材]

大虾　150g

贝贝南瓜　半个（180g）

白蘑菇（或香菇）100g

西蓝花（或花菜）100g

胡萝卜　100g

小番茄　100g

[调味料]

蒜　20g

盐　3g

现磨黑胡椒　2g

山茶花油　15ml

[步骤]

1　贝贝南瓜切块，西蓝花切朵，胡萝卜切块，蒜切末。

2　空气炸锅预热 180℃，先放南瓜和白蘑菇炸 10 分钟，西蓝花和胡萝卜用开水焯 1 分钟捞出。

3　所有食材混合后加盐、现磨黑胡椒、少量山茶花油，放入空气炸锅，180℃烤 10 分钟后取出装盘即可。

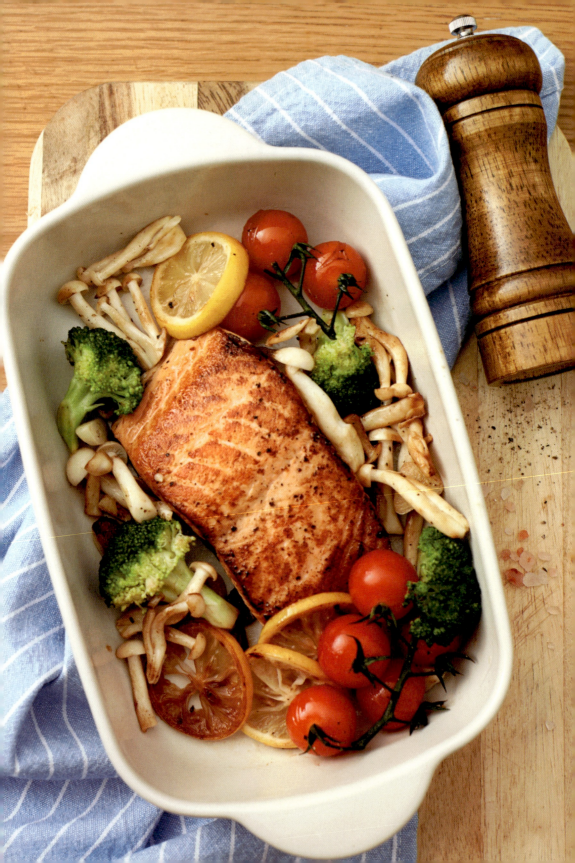

柠檬蒜香三文鱼配时蔬

烹饪时间：20 分钟

享用人数：1 人

健康关键词：高蛋白

[食材]

三文鱼　180g

西蓝花　80g

小番茄　5~8 个

白玉菇　80g

柠檬　1 个

[调味料]

蒜　15g

黑蒜三文鱼酱汁　10ml

现磨黑胡椒　2g

山茶花油　10ml

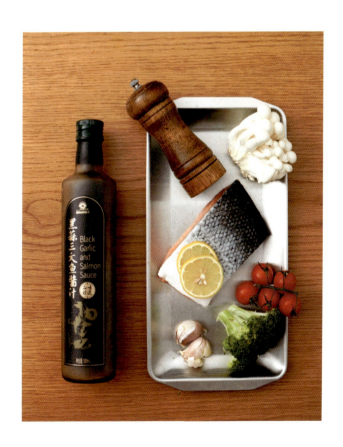

[步骤]

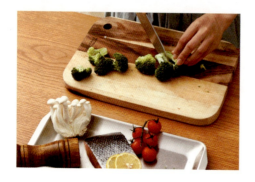

1　西蓝花切朵，小番茄对切两半，柠檬切片，蒜切片。

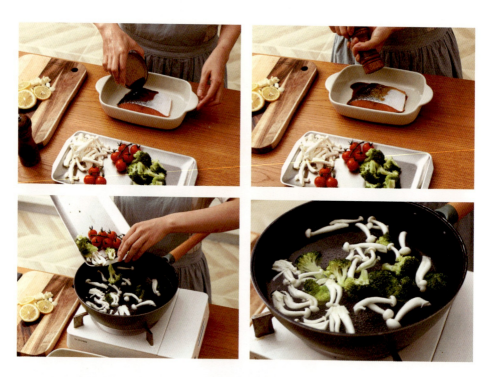

2　三文鱼用少量黑蒜三文鱼酱汁、现磨黑胡椒腌制 5 分钟。锅中倒水，水烧开放入西蓝花和白玉菇焯 1 分钟捞出。

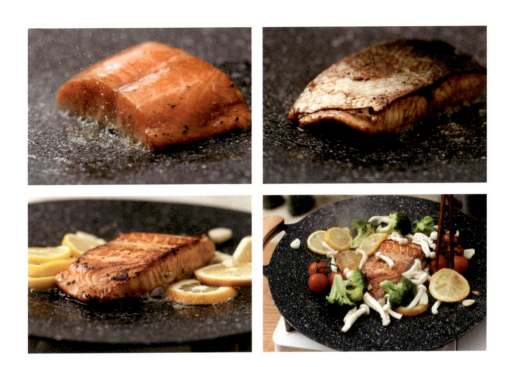

3 大火热锅后转中火，锅中倒入少量山茶花油，再放入三文鱼，每面煎 2 分钟夹出。锅不用洗，继续放入蒜片炒香，在锅底铺上柠檬片煎出柠檬的香味，放入三文鱼和蔬菜，撒上少量的盐和现磨黑胡椒，三文鱼每面再煎 3 分钟就可以了。

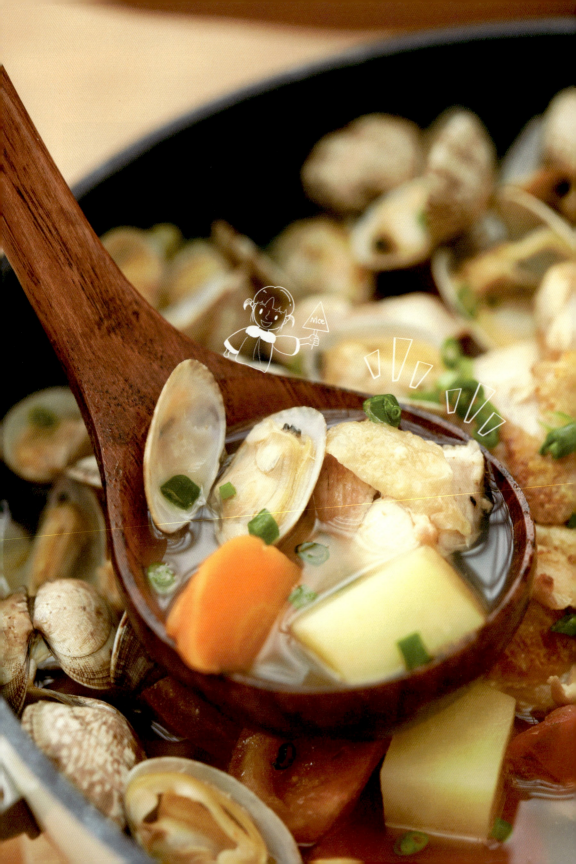

营养鸡肉蔬菜锅

vivi
Recipe

烹饪时间：20 分钟
享用人数：1~2 人
健康关键词：高蛋白

[食材]

去骨鸡腿　3 个（200g）
卷心菜　100g
洋葱　100g
胡萝卜　100g
香菇　100g
马铃薯　100g
蛤蜊　15 颗
番茄　1 个

[调味料]

蒜　2 瓣
小葱　1 根

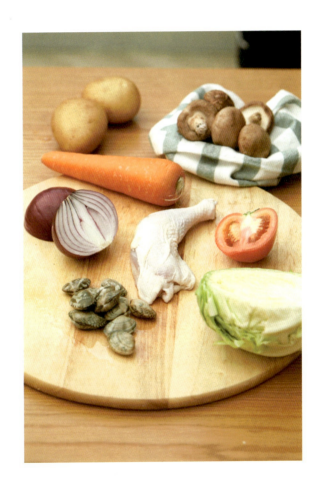

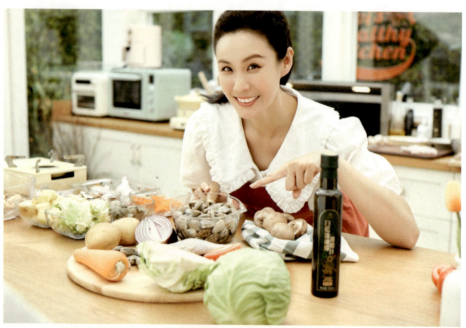

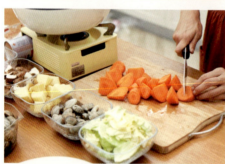

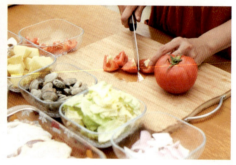

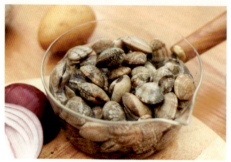

1 蛤蜊清洗干净,卷心菜切大块,洋葱切片,胡萝卜切块,香菇切4瓣,番茄切块,蒜切末,鸡腿切块。

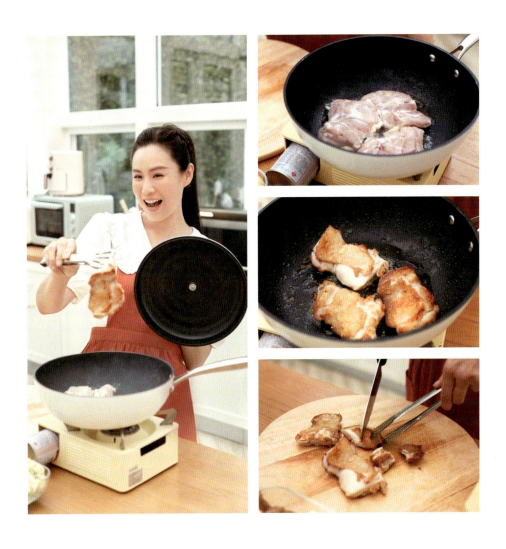

2 锅烧热，鸡皮朝下放入鸡腿，鸡肉两面煎至金黄色，不需要完全煎熟。取出鸡腿，切大块。

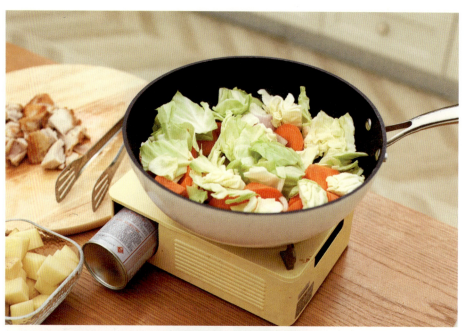

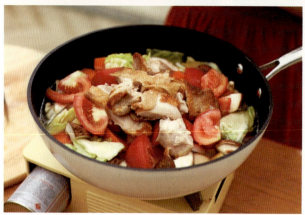

3 锅中留有鸡肉的油，不需要再额外加油。先放洋葱，然后放胡萝卜、卷心菜、香菇，过油炒软。接下来放马铃薯，马铃薯可以让汤变得更加浓郁。再把番茄和鸡肉放进去。最后加水，水量加到和蔬菜平齐，盖上锅盖关小火焖 5 分钟。

4 在锅中放入蛤蜊，再煮
到开锅，每一只蛤蜊都
打开就可以。最后可以
放一点小葱花来点缀。

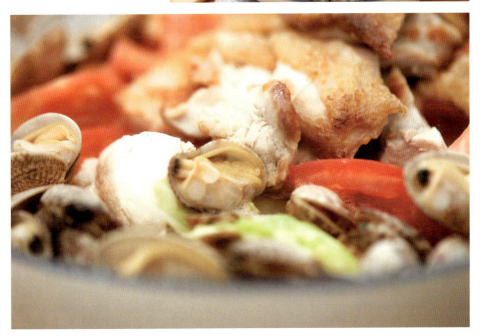

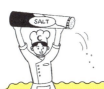

畊练厨师天团 Tips

因为刘教练的要求是少油少盐、不放味精。这是第一道为刘教练
定制的菜式，这道菜甚至连调味料都没有放。像这道菜就不用额
外加油，很多时候可以通过把鸡肉的油逼出来的方式制作。

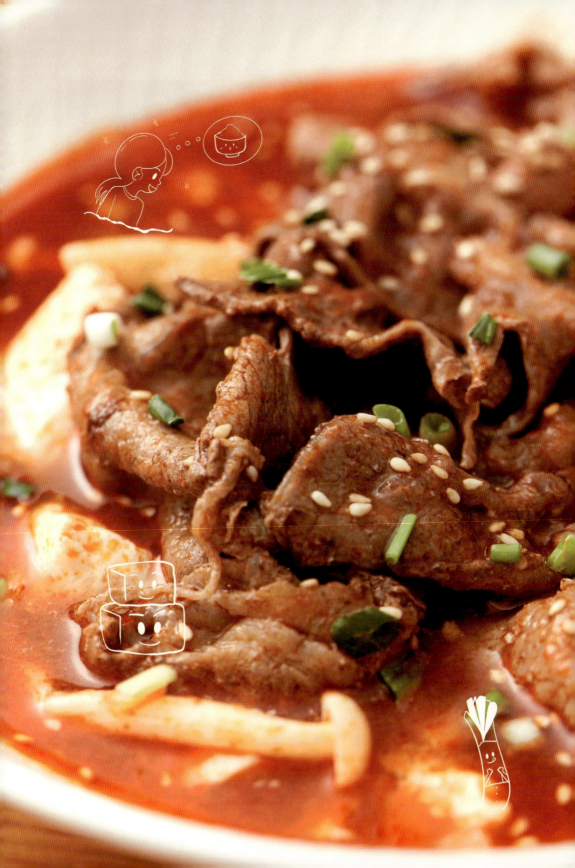

红酸汤牛肉

vivi
Recipe

烹饪时间：20 分钟

享用人数：2 人

健康关键词：一锅端料理 / 高蛋白 / 酸酸辣辣

【食材】

牛肉片　300g

豆腐　300g

海鲜菇　100g

【调味料】

料酒　10ml

贵州红酸汤　50ml

小葱　10g

芝麻　10g

蒜　4 瓣

山茶花油　5ml

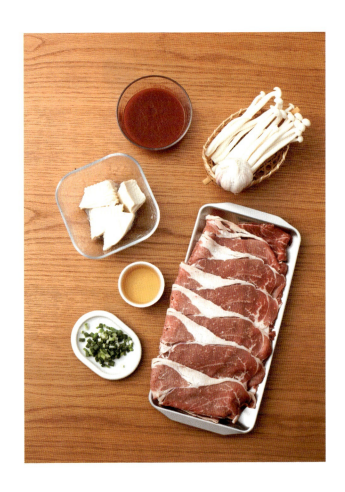

[步骤]

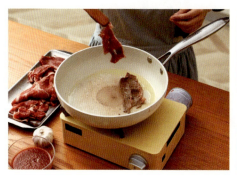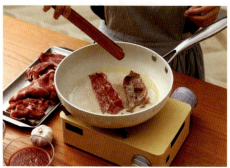

1 蒜切末，豆腐切块。热锅烧山茶花油，加入牛肉片两面煎上色（不用完全煎熟），
夹出备用。

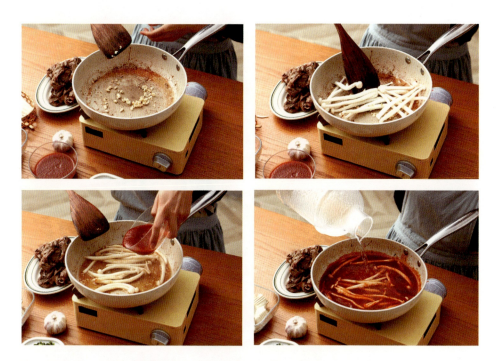

2 锅不用洗，用底油继续炒香蒜末和海鲜菇，加入料酒和贵州红酸汤，再倒入 2~3 倍
量的热水。

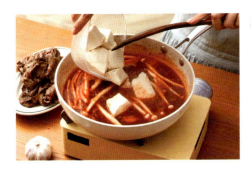

3 煮开后放入豆腐，煮 5 分钟。

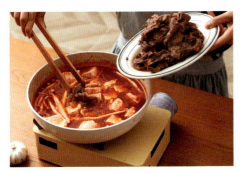

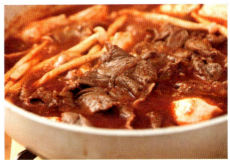

4 最后，把煎好的牛肉片放回锅中，关火后撒上葱花和芝麻就可以出锅啦。这道菜搭配杂粮饭特别美味。

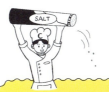

畊练厨师天团 Tips

贵州红酸汤是一种用鲜红辣椒、番茄、姜、大蒜、糯米和食用盐做的调味料，味道酸酸辣辣很开胃，热量也很低，很适合喜欢稍微重一点口味的减脂人。

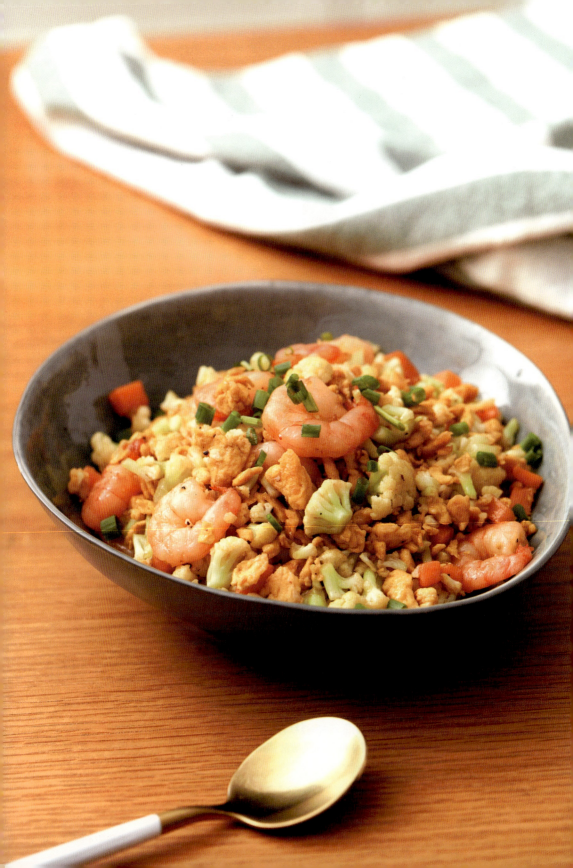

vivi Recipe 无米虾仁蛋炒饭

烹饪时间：15 分钟

享用人数：1 人

健康关键词：低碳水 / 高膳食纤维

[食材]

花菜　150g

虾仁　150g

胡萝卜　100g

鸡蛋　2 个

[调味料]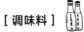

黑蒜三文鱼酱汁　10ml

山茶花油　15ml

盐　2g

小葱　1 根

[步骤]

1　花菜切碎，胡萝卜切小丁，虾仁用开水焯熟，小葱切
　　葱花。

2　大火热锅倒入少量山茶花油，鸡蛋打散倒入锅中炒碎，
　　放花菜、胡萝卜炒软，放虾仁，加少量黑蒜三文鱼酱
　　汁和盐调味，翻炒出锅，撒上葱花即可。

裙带菜虾饼

烹饪时间：20 分钟
享用人数：1 人
健康关键词：高蛋白

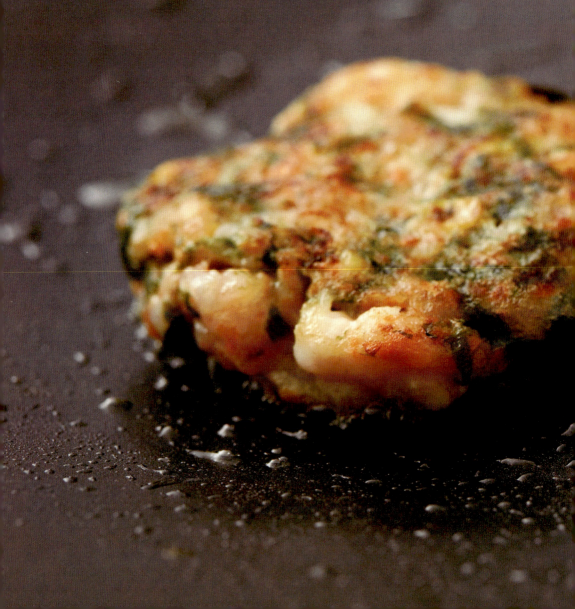

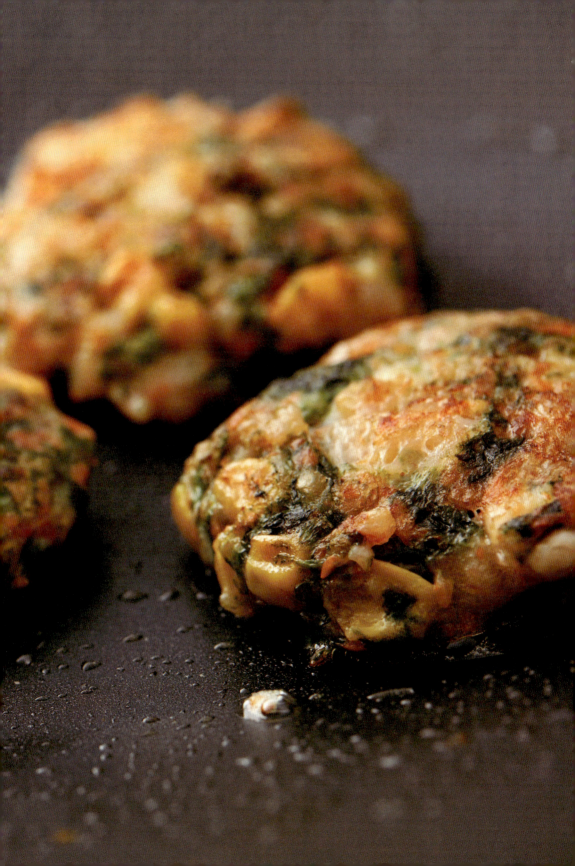

[食材]

虾仁　200g

裙带菜（海带）　50g

玉米粒　50g

胡萝卜　50g

[调味料]

黑蒜三文鱼酱汁　5ml

淀粉　10g

蛋清　1 个

山茶花油　15ml

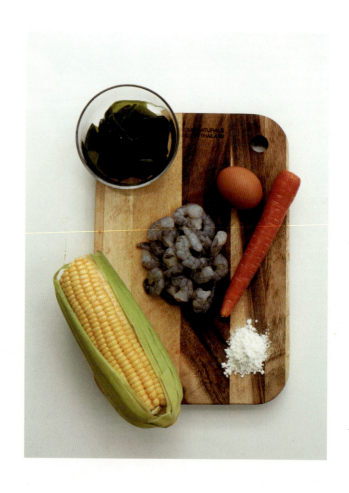

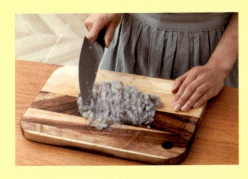

1 虾仁用刀背剁成颗粒比较大的泥（保持口感），裙带菜切碎，胡萝卜切碎。

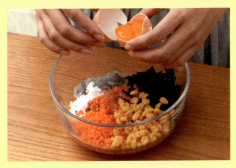
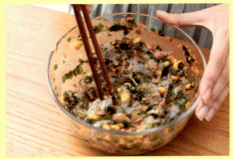

2 将步骤 1 做好的食材与玉米粒、淀粉、蛋清混合，往一个方向用力搅打，加黑蒜三文鱼酱汁调味。

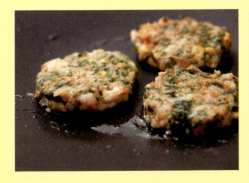
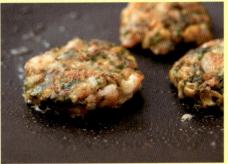

3 锅中倒入少量山茶花油，取大概 50g 虾泥做圆饼放入锅中，小火煎至两面上色即可。

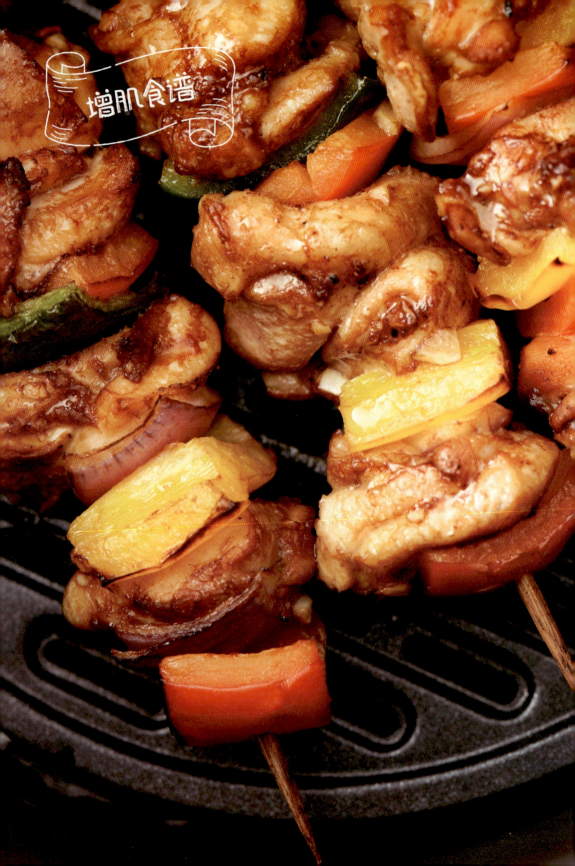

vivi Recipe 彩椒鸡肉烤串

烹饪时间：20 分钟
享用人数：1 人
健康关键词：高蛋白

[食材]

琵琶鸡腿　4 个
红黄绿彩椒　各半个
洋葱　1/4 个

[调味料]

蒜　10g
黑松露酱汁　10ml
老抽　5ml
蚝油　5ml
料酒　10ml
孜然粉　3g
现磨黑胡椒　2g
盐　2g
山茶花油　10ml

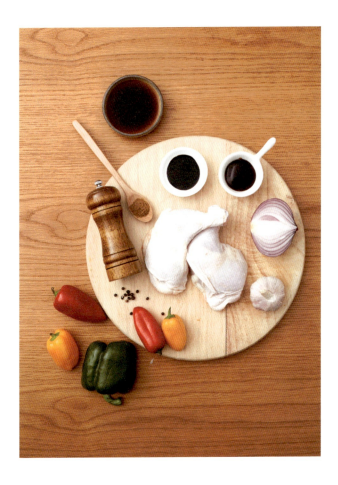

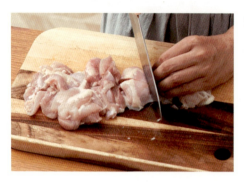

1 鸡腿去皮切大块，彩椒切块，洋葱切块，蒜切末。

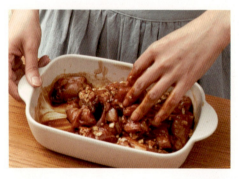

2 鸡腿加蒜、黑松露酱汁、老抽、蚝油、孜然粉、现磨黑胡椒、料酒和少量盐，腌制 10 分钟。

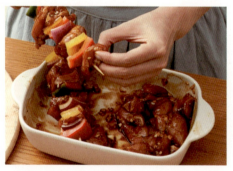

3 用竹签依次穿上不同颜色的彩椒、鸡肉、洋葱直至穿满，穿完所有串，在表面刷上少量山茶花油。

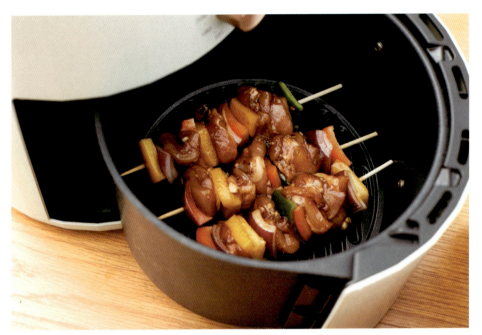

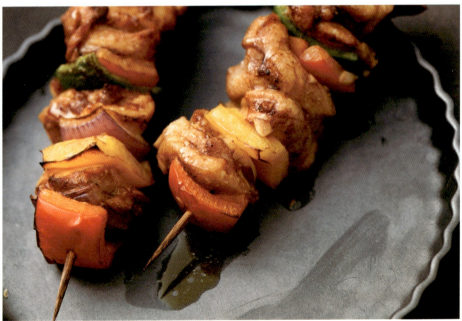

4 空气炸锅 180℃预热后放入彩椒鸡肉串，180℃正反两面各烤 6~8 分钟即可。

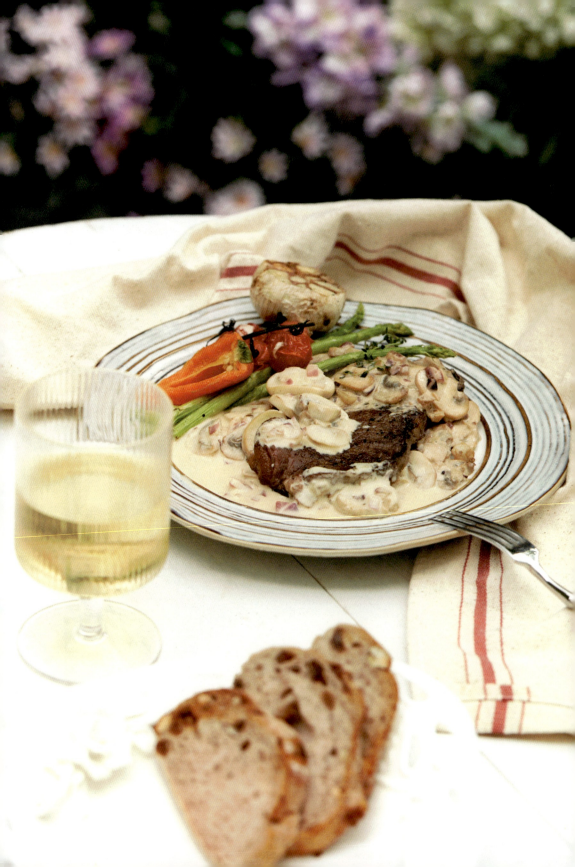

黛安牛排

烹饪时间：20 分钟

享用人数：1 人

健康关键词：高蛋白 / 节日晚餐 / 荤素搭配

[食材]

牛排　200g

白蘑菇　150g

洋葱　半个

芦笋　100g

小番茄　100g

[调味料]

山茶花油　10ml

蒜　4 瓣

淡奶油　50g

白葡萄酒　10ml

盐　2g

现磨黑胡椒　2g

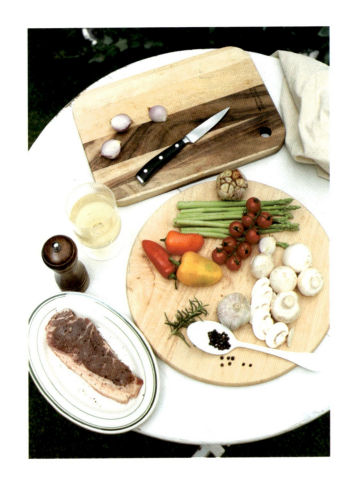

［步骤］

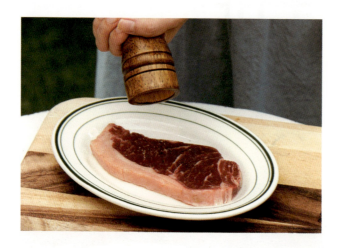

1 洋葱切末，蒜切末，白蘑菇切片。牛排撒上盐和现磨黑胡椒腌制 10 分钟。

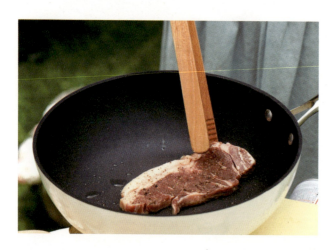

2 把铁锅烧到微微冒烟，倒入山茶花油，放入牛排，两面煎上色（两面各 1 分钟左右，
     不用很熟），盛出备用。

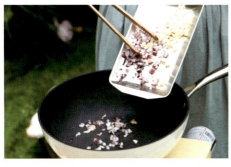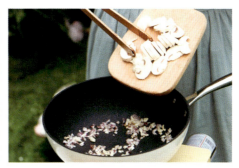

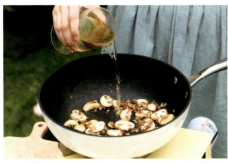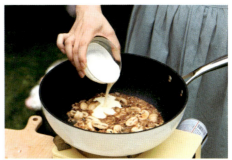

3 锅不用洗，用底油炒香洋葱末和蒜末，倒入白蘑菇片，翻炒至蘑菇出汁变软并上色，倒入白葡萄酒和奶油。

4 酱汁收汁，把牛排放回酱汁中，盛盘即可。

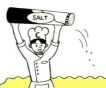

畊练厨师天团 Tips

1. 煎牛排的时候，可以把牛排做得稍微生一点，比如你习惯吃 7 分熟的牛排，那就煎到 5 分熟。因为最后把牛排放回酱汁中加热，还会继续烹饪牛排。

2. 如果喜欢迷迭香的味道，可以在煎牛排时加一些哦。

卤牛肉

烹饪时间：1 小时
享用人数：3~4 人
健康关键词：高蛋白

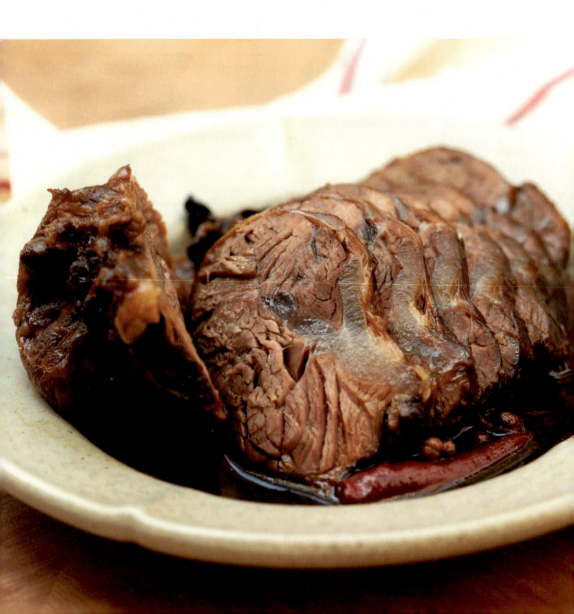

[食材]

牛肉　1kg

[调味料]

大葱　100g　　　香叶　3 片

姜　50g　　　　黑松露酱汁　50ml

蒜　1 整头　　　老抽　30ml

桂皮　2 块　　　冰糖　20g

八角　5 个　　　料酒　30ml

干辣椒　3 把　　山茶花油　20ml

花椒　1 小把

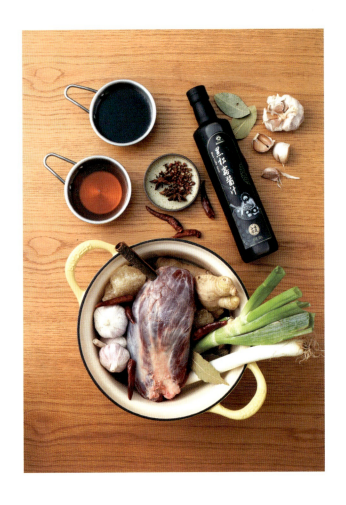

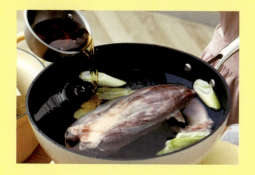

1 姜切片、大葱切段，牛肉冷水下锅加一半量葱、姜、料酒煮出血沫后捞出。

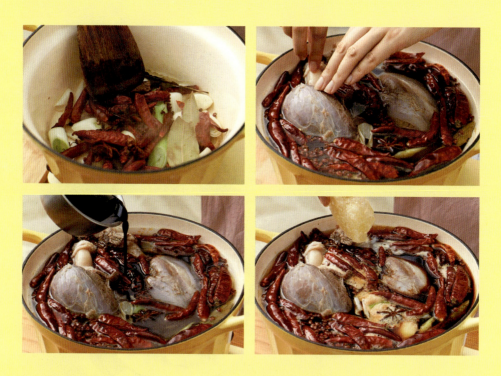

2 锅中放入适量的山茶花油，加入剩下一半的葱、姜，蒜和其他香料，一起炒香。加入
没过牛肉的水，放入牛肉，加剩余料酒，再继续加黑松露酱汁、老抽、冰糖，盖上盖
子大火煮开后转小火煮 30~40 分钟。

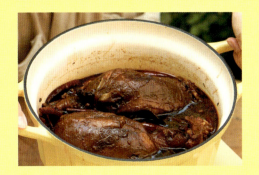

3 开盖，大火收汁，当卤汁到剩余 2/3 的时候关火。

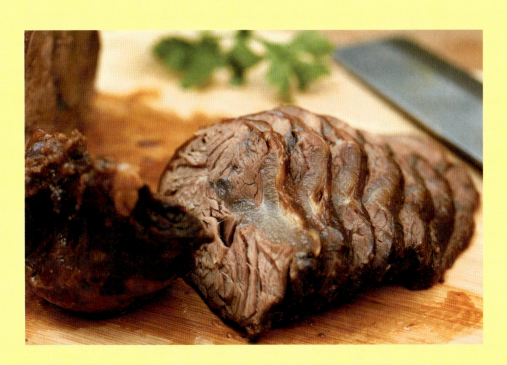

4 将牛肉放入密封碗中，倒入锅中的卤汁（将八角捞出），密封好放入冰箱冷藏一晚，第二天直接拿出来切片食用即可。

全麦三角饼

烹饪时间：25 分钟

享用人数：1 人

健康关键词：高蛋白

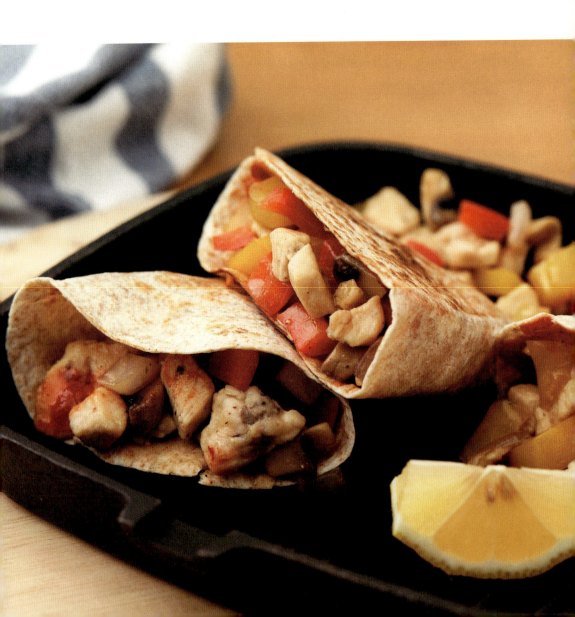

[食材]

鸡胸　1 块

全麦饼　2 张

彩椒　100g

白蘑菇　100g

洋葱　50g

[调味料]

蒜　10g

淀粉　3g

盐　2g

黑蒜三文鱼酱汁　10ml

现磨黑胡椒　2g

0 脂辣椒酱（或其他低卡酱汁）　20g

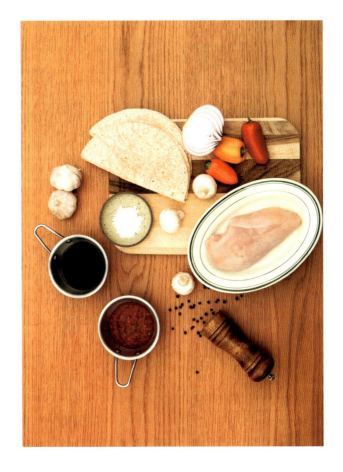

[步骤]

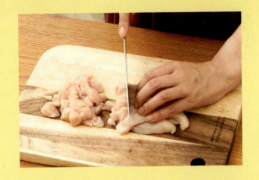

1　彩椒切小块，白蘑菇切小块，洋葱切小块，蒜切末，全麦饼中间对切两半。鸡胸肉切
　　小块用少量盐、现磨黑胡椒和淀粉腌制 10 分钟。

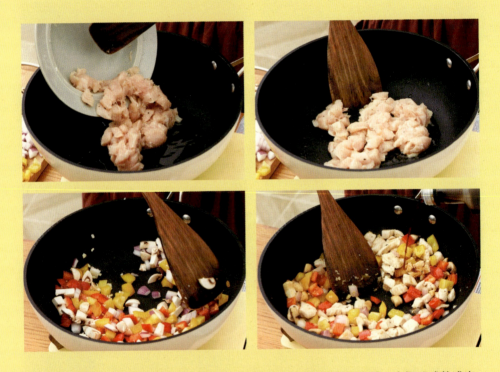

2　大火热锅放少量山茶花油，放入鸡肉摊平煎 30 秒，翻面再煎 30 秒，大概八成熟盛出，
　　再放入少量山茶花油放洋葱、蒜炒香，放白蘑菇和彩椒，炒熟后倒入鸡肉翻炒，加黑
　　蒜三文鱼酱汁、盐和现磨黑胡椒调味出锅。

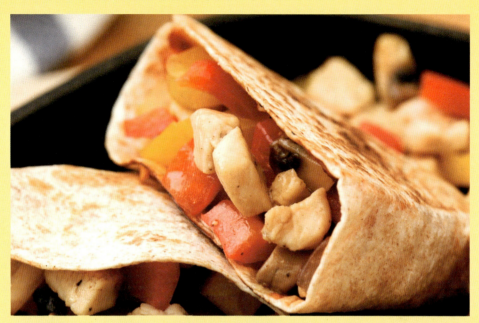

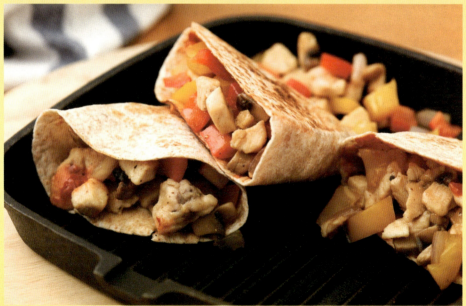

3 全麦饼一面抹上 0 脂辣椒酱，两边向中间对折重叠成三角形，中间填满步骤 2 做好的鸡胸和蔬菜。热锅转小火不用放油把三角饼重叠面朝下，每面煎 2 分钟即可。

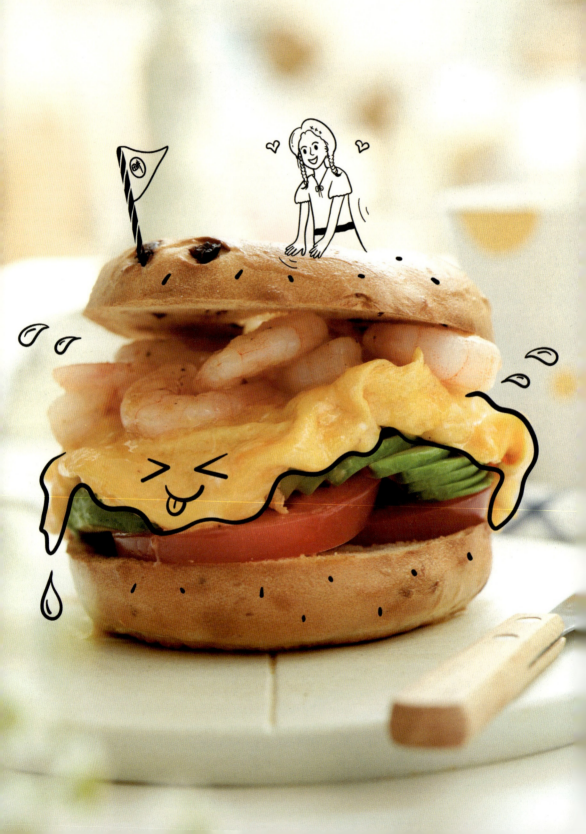

虾仁滑蛋贝果 三明治

烹饪时间：10 分钟

享用人数：1 人

健康关键词：高蛋白

[食材]

全麦贝果　1 个

虾仁　5 个

鸡蛋　2 个

牛油果　半个

牛奶　20ml

番茄　2 片

[调味料]

黑蒜三文鱼酱汁　5ml

山茶花油　10ml

盐　2g

现磨黑胡椒　1g

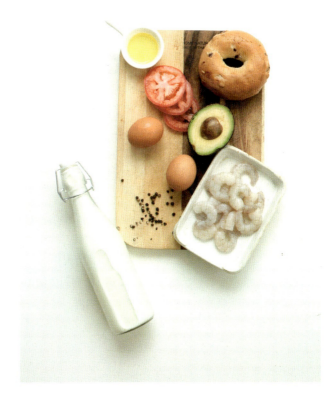

[步骤]

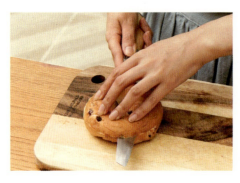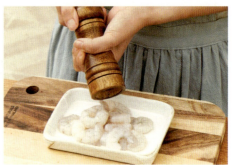

1 贝果对切，牛油果切薄片。鸡蛋加牛奶、黑蒜三文鱼酱汁搅打均匀。虾仁加盐、现磨
黑胡椒腌制 3 分钟。

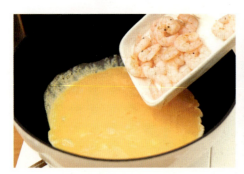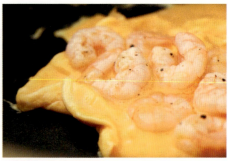

2 贝果放入空气炸锅，180℃每面烤 2 分钟。大火热锅，转中火倒入少量山茶花油，放
入虾仁，每面煎 1 分钟后盛出。锅擦干净再倒入少量山茶花油，转中小火倒入蛋液，
待底部蛋液凝固后放上虾仁，用铲子向中间推，待蛋液即将完全凝固时关火。

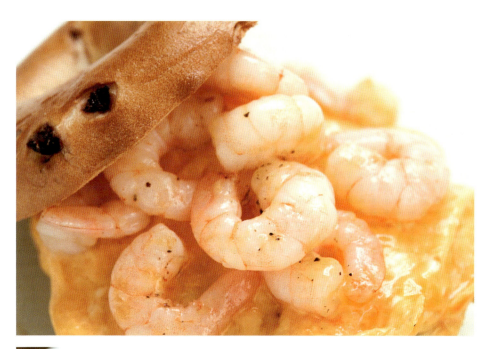

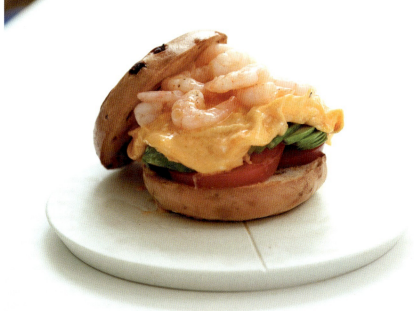

3 在贝果切面依次放上番茄片、牛油果片、虾仁滑蛋后盖上贝果就可以了。

牛肉饼奶酪贝果

烹饪时间：15 分钟

享用人数：1 人

健康关键词：一顿管饱的丰盛早午餐

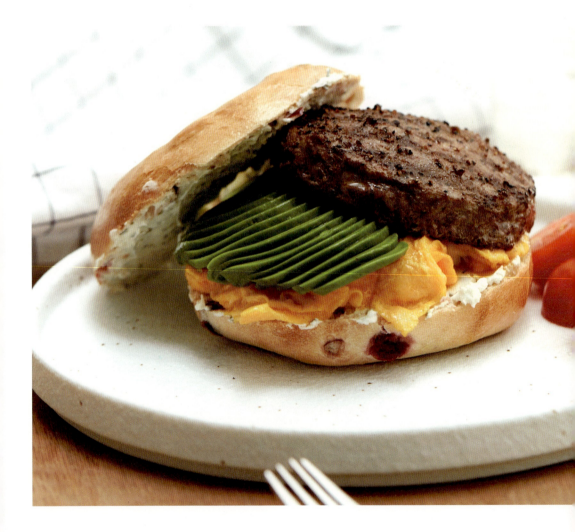

[食材]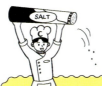

牛肉饼　1 片（150g）　　奶油奶酪　20g

鸡蛋　　1 个　　　　　　贝果面包　1 个

牛油果　半个

[步骤]

1 把牛肉饼煎熟，鸡蛋炒至或煎至自己喜欢的熟度，牛油
果切成薄片。

2 贝果放入烤箱或空气炸锅中 160℃烤 5 分钟，出炉后抹
上奶油奶酪。

3 把鸡蛋、牛油果片和煎好的牛肉饼依次放到贝果上即可。

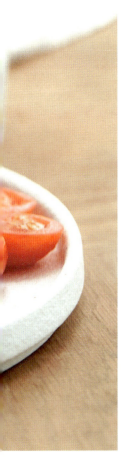

畊练厨师天团 Tips

1. 我一般还会搭配一杯多种水果蔬菜打成的果
   蔬汁，这样大半天需要的能量和营养就都在
   这一顿里。

2. 如果要自己动手制作牛肉饼的话，就用
   500g 牛肉末、120g 猪肉末、1/4 个炒到
   焦黄的洋葱、2 个鸡蛋、适量海盐和现磨
   黑胡椒、5g 蒜粉朝一个方向用力搅拌并做成
   饼状即可。

vivi
Recipe

金枪鱼三明治

烹饪时间：10 分钟

享用人数：2 人

健康关键词：快手 / 吃过一次就无法忘怀

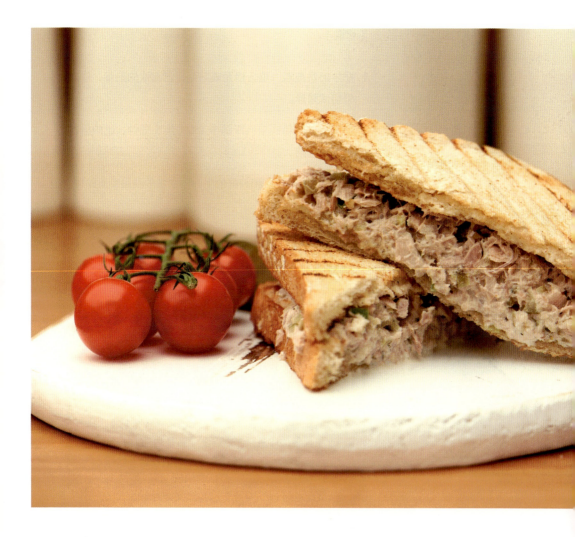

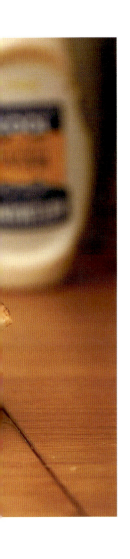

[食材]

水浸金枪鱼　1 罐
酸黄瓜　2 根
洋葱　20g
全麦吐司　4 片

[调味料]

小葱　5g
海盐　2g
现磨黑胡椒　2g
低脂蛋黄酱　30g
柠檬　2g
酸黄瓜的汁　5g

[步骤]

1　酸黄瓜切丁，洋葱、小葱切末，柠檬挤出汁。

2　制作金枪鱼酱：把沥干水分的金枪鱼罐头、酸黄瓜丁、
　　酸黄瓜汁、洋葱末、小葱末、柠檬汁和低脂蛋黄酱放到
　　一个碗里搅拌均匀，用适量的海盐和现磨黑胡椒调味。

3　全麦吐司放入空气炸锅或烤箱，200℃烤 6 分钟至金黄
　　焦脆。

4　把金枪鱼酱涂抹到吐司上。吃起来一口一口停不下来。

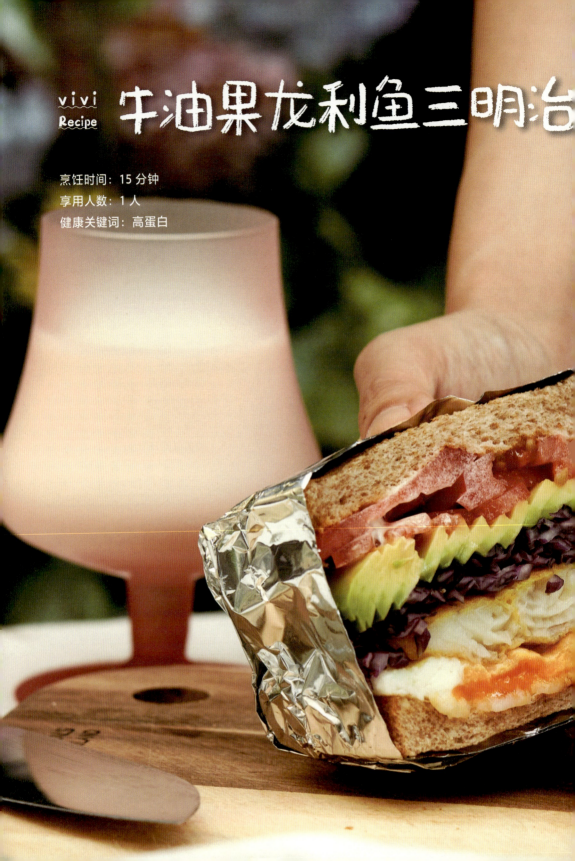

vivi
Recipe

牛油果龙利鱼三明治

烹饪时间：15 分钟
享用人数：1 人
健康关键词：高蛋白

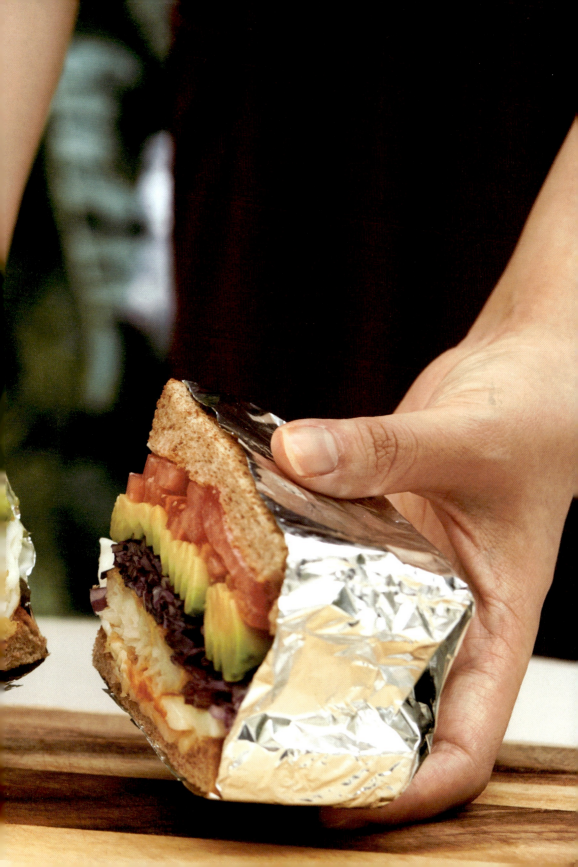

[食材]

龙利鱼　250g

牛油果　半个

番茄　半个

紫甘蓝　50g

鸡蛋　2个

高蛋白吐司　2片

[调味料]

低脂蛋黄酱　20g

山茶花油　15ml

盐　2g

现磨黑胡椒　1g

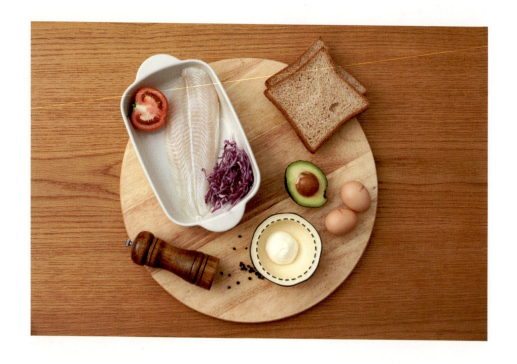

[步骤]

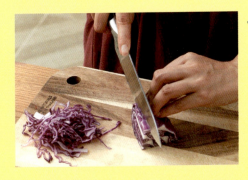

1 番茄切片，紫甘蓝切丝。牛油果切片加少量盐抓匀腌出水分，再浸泡饮用水后沥干水分。高蛋白吐司用空气炸锅 180℃ 每面烤 2 分钟。

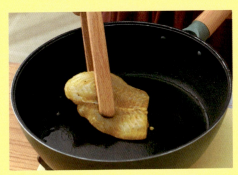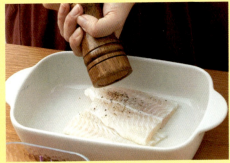

2 龙利鱼用适量盐、现磨黑胡椒腌制 3 分钟。大火热锅放入少许山茶花油，一个鸡蛋打散，龙利鱼裹蛋液放入锅中两面煎上色，转小火两面再各煎三分钟就完全熟了。同一个锅煎一个蛋到你喜欢的熟度。

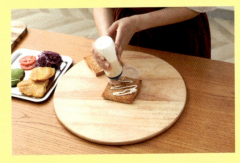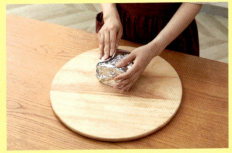

3 组装：菜板上铺上一层锡纸，放上一片吐司，依次抹酱，放番茄、牛油果、紫甘蓝、龙利鱼、鸡蛋，再放一片抹酱的吐司，用锡纸包起来再对半切开就可以了。

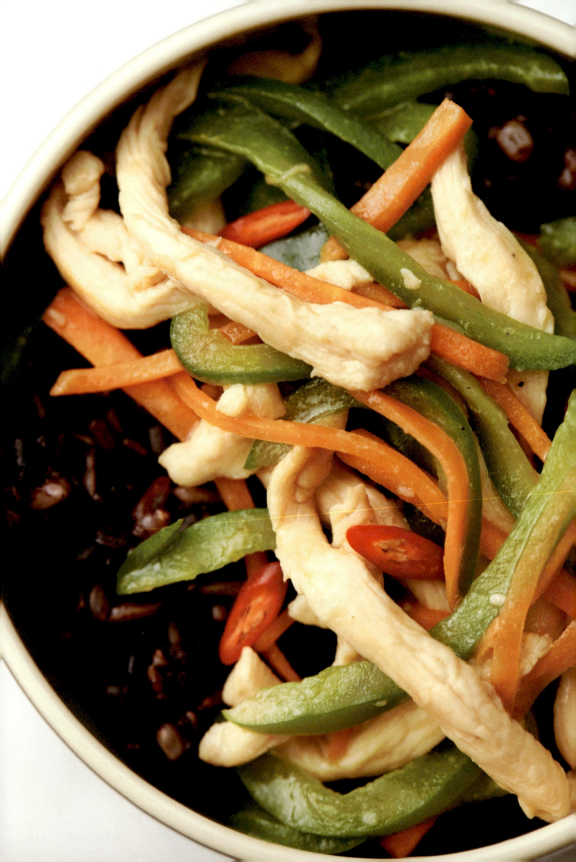

vivi Recipe 青椒肉丝盖浇饭

烹饪时间：25 分钟

享用人数：1 人

健康关键词：高蛋白

[食材]

鸡胸　200g

青椒　150g

杂粮米　100g

胡萝卜　50g

[调味料]

黑松露酱汁　10ml

蚝油　5g

淀粉　3g

料酒　10ml

黑胡椒粉　2g

山茶花油　15ml

盐　2g

蒜　15g

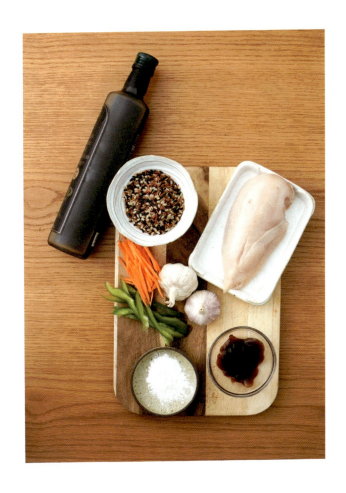

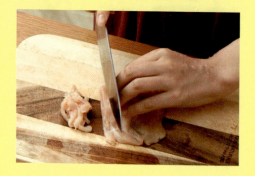

1 鸡胸切丝，青椒切丝，胡萝卜切丝、蒜切片。杂粮米洗净用电饭煲蒸成饭并盛入碗中备用。

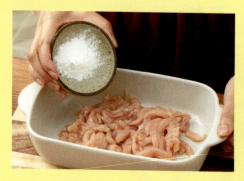 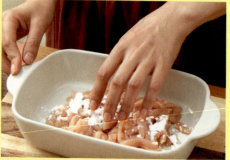

2 鸡胸用黑松露酱汁、蚝油、料酒、淀粉、少量黑胡椒粉拌匀腌制 15 分钟。

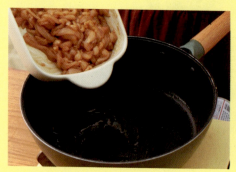 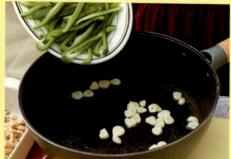

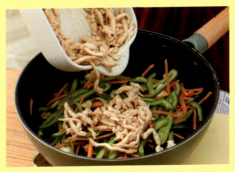 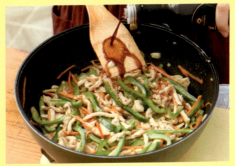

3 大火热锅放少量山茶花油，放鸡丝炒半熟盛出，锅中再倒少量山茶花油，放蒜炒香，放青椒丝、胡萝卜丝炒软后放鸡丝，再加入少量水、黑松露酱汁、少量盐调味翻炒出锅，盖在杂粮饭上就可以了。

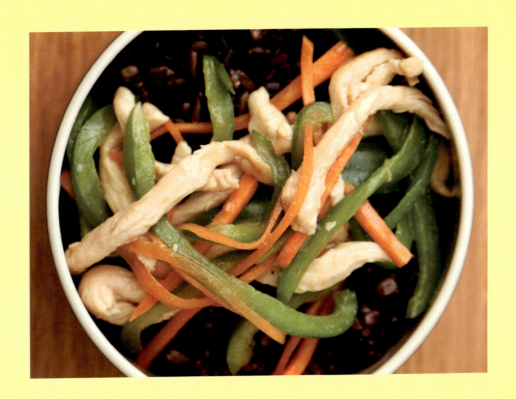

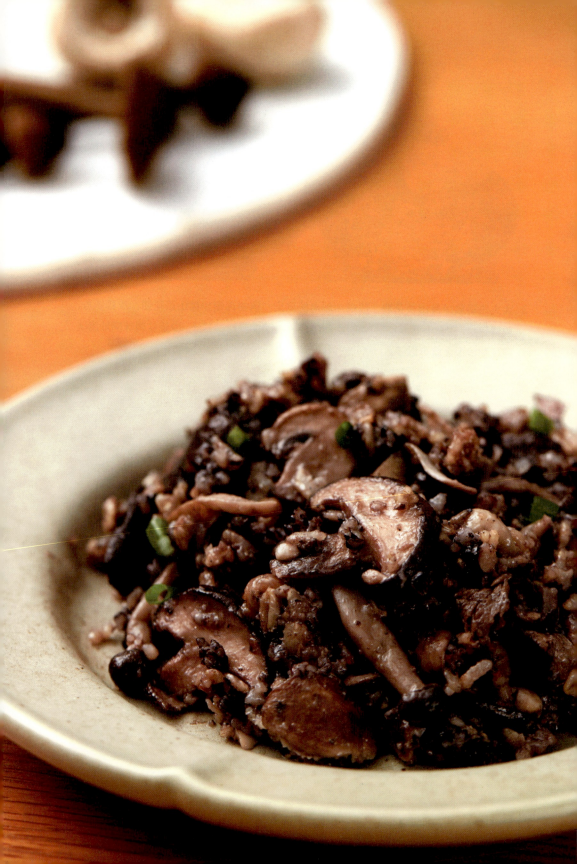

vivi Recipe 菇菇牛肉野炊饭

烹饪时间：40 分钟

享用人数：2 人

健康关键词：优质蛋白质 / 优质碳水

[食材]

牛肉片　300g

各种菌菇　300g

杂粮米　100g

[调味料]

黑松露酱汁

（或 0 添加酱油）　10ml

盐　3g

现磨黑胡椒　2g

山茶花油　5ml

蒜　6g

小葱　5g

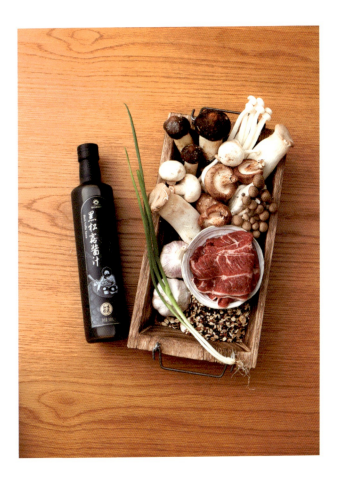

[步骤]

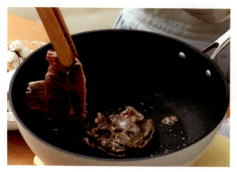 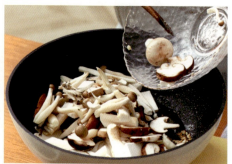

1 杂粮米洗净浸泡 2 小时。菌菇切片。热锅倒入山茶花油，放入牛肉片炒上色，盛出肉片。热锅倒油，加入蒜末炒香后放入各种菌菇翻炒，并加现磨黑胡椒调味。

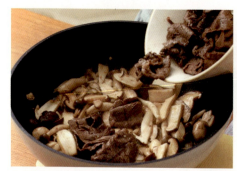 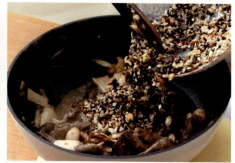

2 把肉片放回锅中。把浸泡好的杂粮米放入锅中，倒水焖煮，用黑松露酱汁和盐调味。

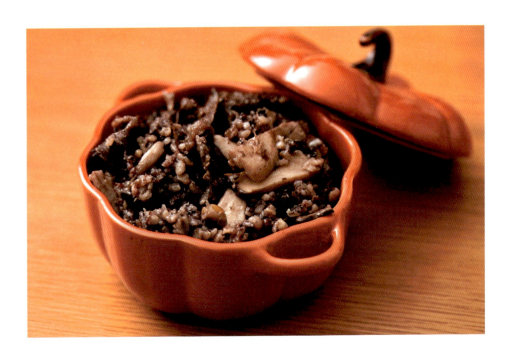

3 将步骤 2 准备的食材用锅蒸煮 20 分钟即可。

畊练厨师天团 Tips

因为菌菇中本身含有水分，所以煮饭的水量要比平时更少，水面刚刚没过杂粮米即可。

也可以使用电饭煲制作，先放泡好的米，然后加入炒好的食材，使用精煮模式煮约 40 分钟即可。

vivi Recipe 羊肉咖喱饭

烹饪时间：2 小时

享用人数：2~3 人

健康关键词：一锅炖料理 / 高蛋白 / 高能量

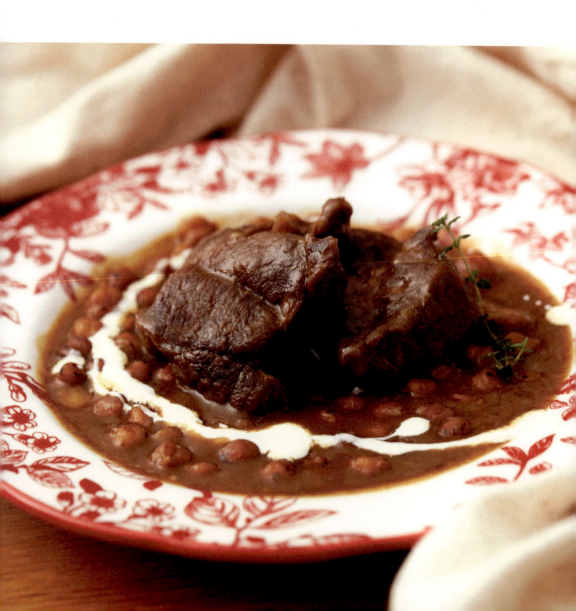

[食材]

羊腿肉　500g

洋葱　200g

鹰嘴豆罐头

（或提前泡发鹰嘴豆）　200g

[调味料]

香叶　2 片

盐　5g

黑胡椒粉　5g

蒜　20g

咖喱块（或咖喱酱）　200g

番茄酱（或番茄膏）　50g

山茶花油　10ml

酸奶　50g

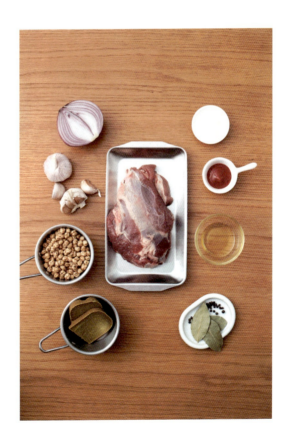

[步骤]

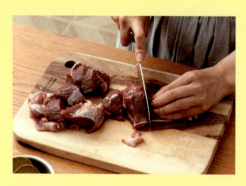
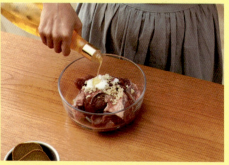

1 把羊肉切成大块，洋葱切末，蒜切末，将羊肉用蒜末、黑胡椒粉、酸奶、盐腌制
2 小时。

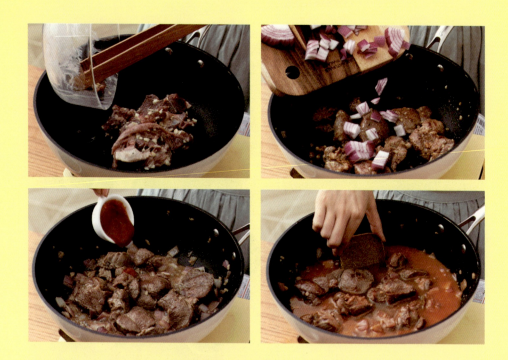

2 热锅中倒入山茶花油，把腌制好的羊肉下锅煎上色。放入洋葱末，用小火炒至焦黄，
然后放入番茄酱、香叶，倒入没过食材的热水，加入咖喱块小火炖煮半小时。

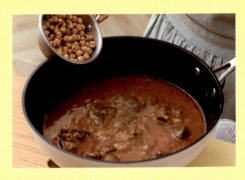

3 开盖加入鹰嘴豆，再炖煮半小时，用盐
调味后，开大火收汁出锅。

畊练厨师天团 Tips

番茄膏配料表显示只添加番茄，通常产地是日照时间长的地方（如中国
新疆、西班牙等）可以用来替代番茄，有更浓郁的番茄味道。番茄膏
在和食材一起翻炒的过程中颜色会慢慢变为褐色，酸度也会随之降低。

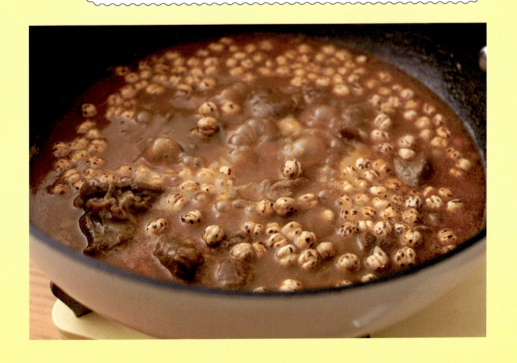

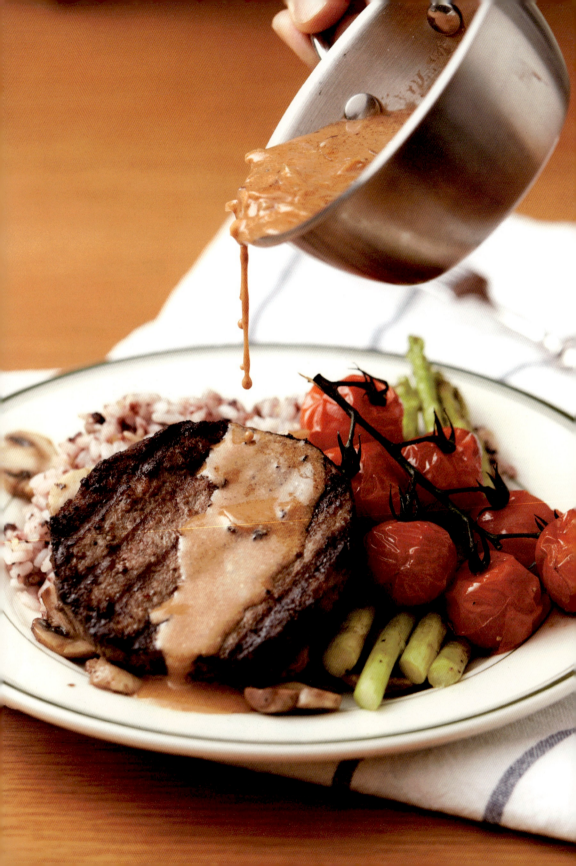

香煎牛肉饼
配糙米饭

烹饪时间：30 分钟

享用人数：2 人

健康关键词：轻食店超人气搭配 / 荤素搭配

[食材]

牛肉饼　150g

白蘑菇　150g

芦笋　100g

小番茄　100g

杂粮米　100g

[调味料]

洋葱　20g

海盐　1g

现磨黑胡椒　2g

番茄酱　20g

淡奶油　20g

山茶花油　10ml

黄油　5g

白葡萄酒　10ml

蒜　10g

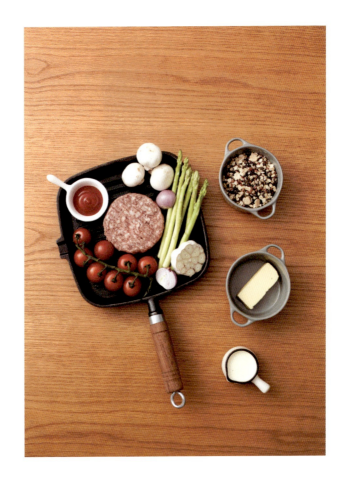

[步骤]

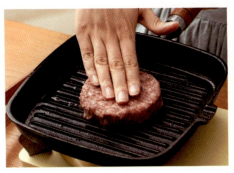 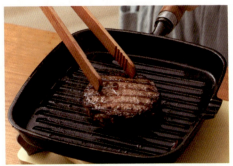

1　热锅加入山茶花油，把牛肉饼用中小火两面各煎上 2~3 分钟，盛出。杂粮米洗净后煮成饭备用。

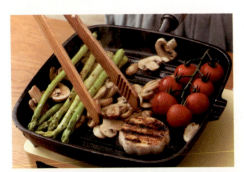

2　不用洗锅，用锅中的底油加一小块黄油把白蘑菇、芦笋、小番茄炒熟，用海盐和现磨黑胡椒调味，盛出备用。

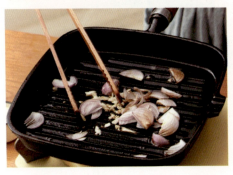 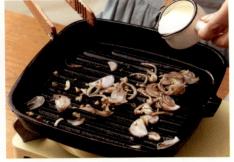

3　制作酱汁：用锅中剩下的底油炒香洋葱片和蒜片，加入淡奶油、番茄酱，倒入一些白葡萄酒，搅拌至汤汁变得浓稠。

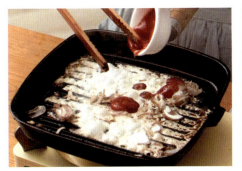
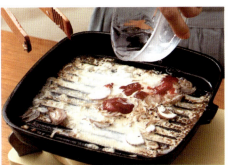

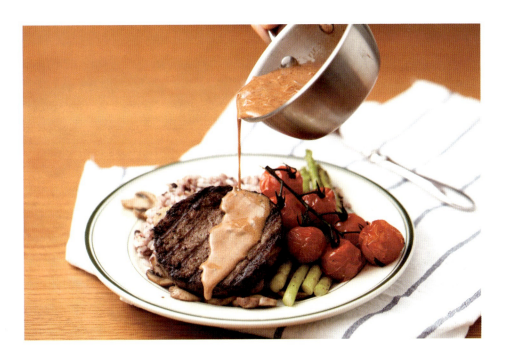

4 把准备好的食材放在煮好的杂粮饭上，淋上步骤 3 做好的酱汁就可以开动咯。

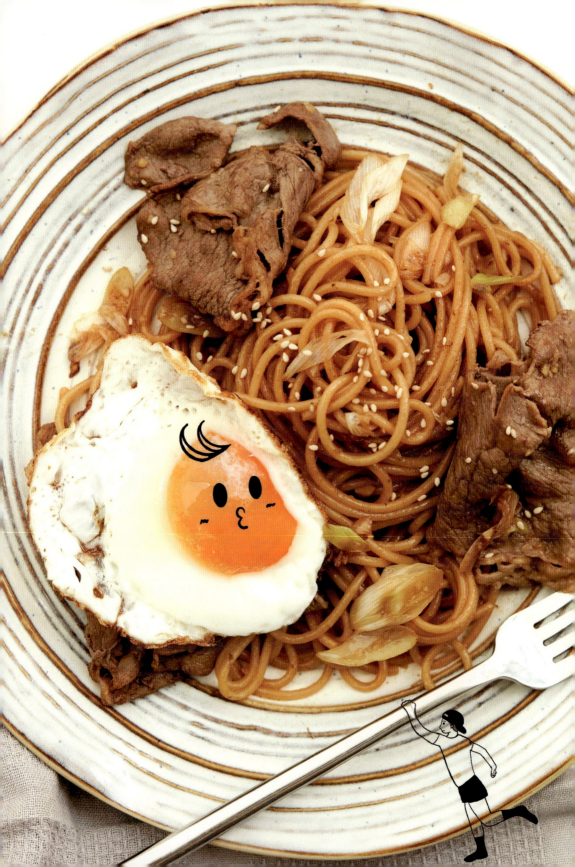

vivi Recipe 日式寿喜意面

烹饪时间：15 分钟

享用人数：1 人

健康关键词：低 GI 主食

[食材]

肥牛片　150g

可生食鸡蛋　1 个

意大利面（细）　50g

[调味料]

寿喜锅料汁　50ml

（或三文鱼酱汁 + 味啉 + 糖）

葱　100g

蒜　3 瓣

山茶花油　5ml

白芝麻　适量

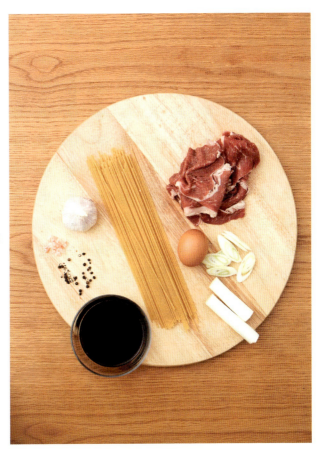

[步骤]

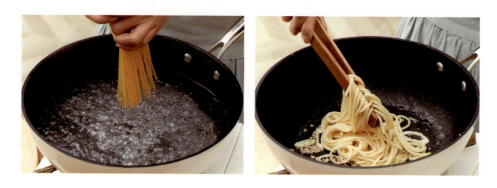

1 意大利面按照包装上的时间煮熟，捞出拌上山茶花油防止粘黏。
    大葱切丝，蒜切末。

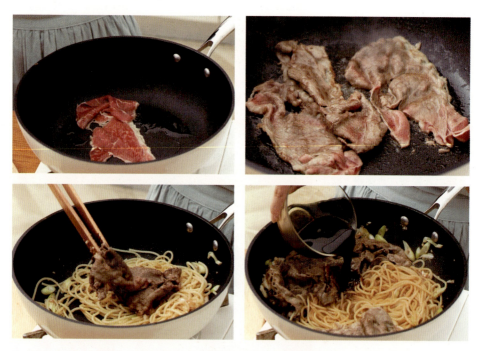

2 热锅中加入少量油，放入肥牛片煎出油脂盛出。锅中放大葱丝、蒜末一起炒香，加入
    煮好的意大利面和煎好的肥牛片，倒入寿喜锅料汁，翻炒至刚好收汁即可。

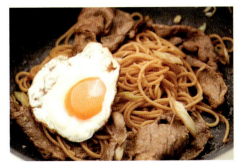

3 将鸡蛋煎熟，步骤 2 做好的食材出锅后放上煎蛋就可以开动咯。撒点白芝麻口感更丰富哦！

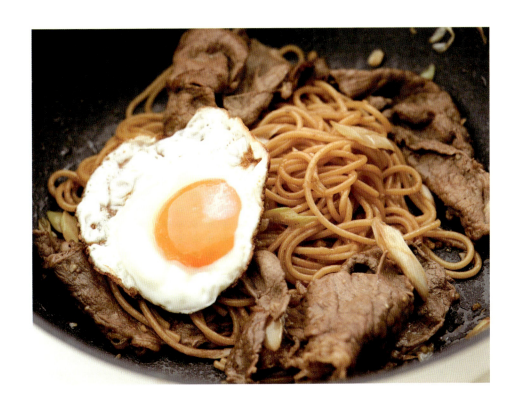

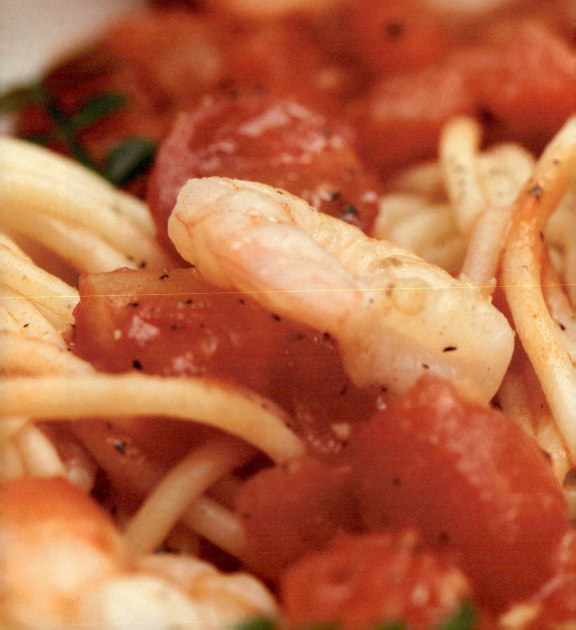

番茄鲜虾意大利面

烹饪时间：25 分钟

享用人数：1 人

健康关键词：富含维生素 / 轻食意面

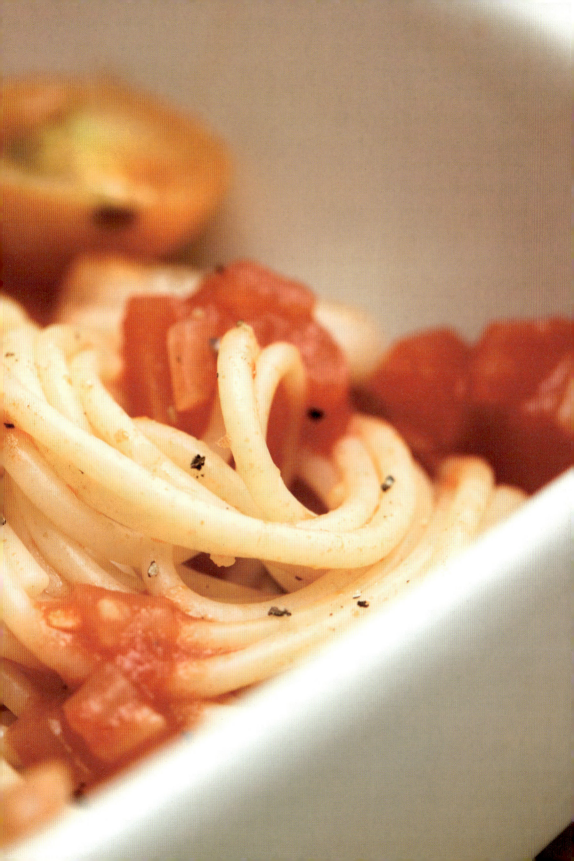

[食材]

番茄　1个
小番茄　6个
虾仁　180g
意大利面　80g

[调味料]

蒜　5g
洋葱　5g
番茄沙司　15g
盐　2g
现磨黑胡椒　1g
山茶花油　15ml

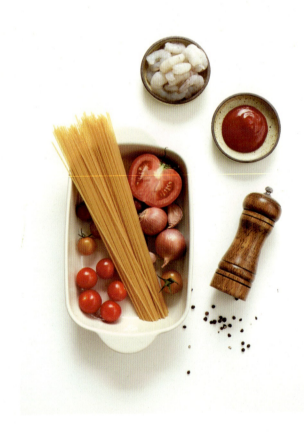

[步骤]

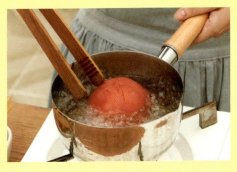

1 番茄底部浅划十字刀，开水烫 1 分钟后去皮切小粒，小番茄对切两半，蒜切末，洋葱切末。

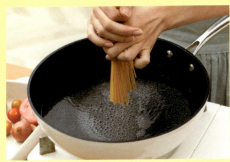

2 水烧开加盐至海水的咸味，放意面煮 10 分钟后沥干水捞出，放点山茶花油拌匀备用。

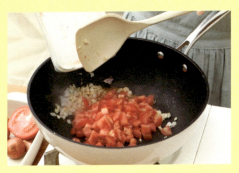

3 虾仁用厨房纸巾擦干水分，用盐、现磨黑胡椒、少量山茶花油腌制，放入预热好的锅中煎到两面上色夹出。关小火不用洗锅，倒入少量山茶花油，放入蒜和洋葱炒香，放番茄粒加点盐炒出汁。

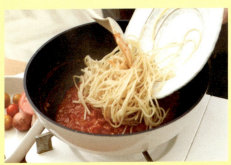

4 加少量的水并放入小番茄煮开，放入意面，和已煎好的虾仁，收汁出锅即可。

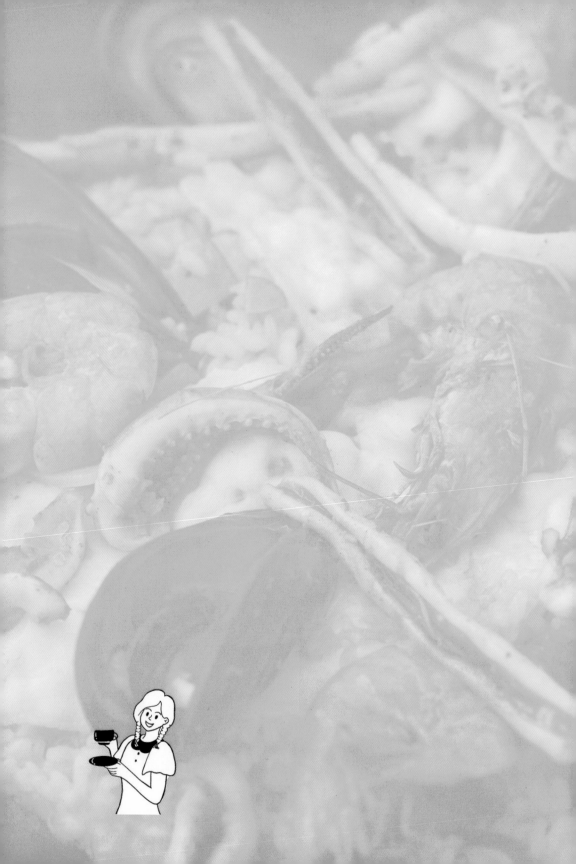

第三章

一起
为爱的人
下厨房

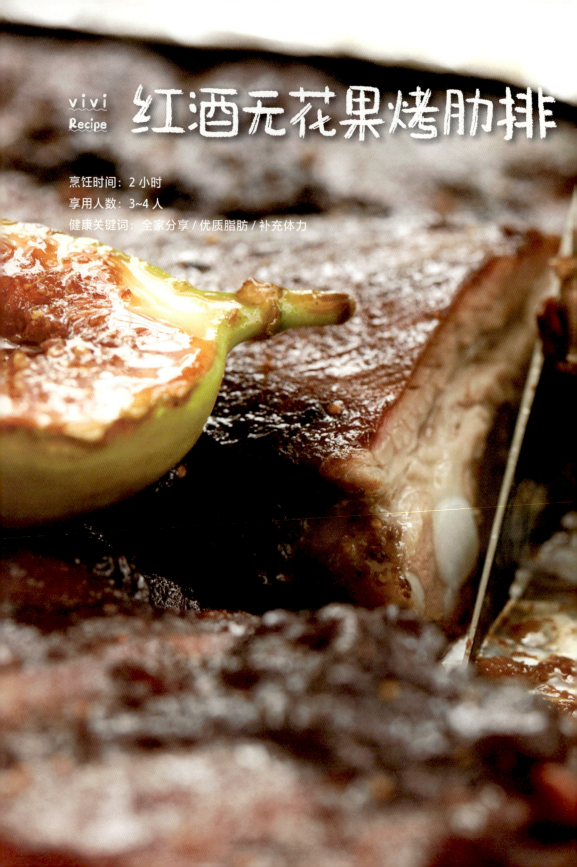

vivi
Recipe

红酒无花果烤肋排

烹饪时间：2 小时
享用人数：3~4 人
健康关键词：全家分享 / 优质脂肪 / 补充体力

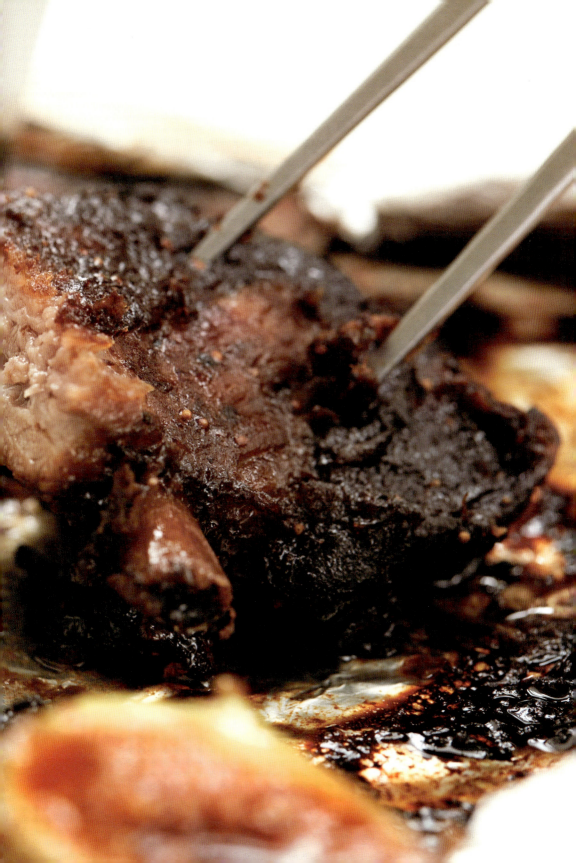

[食材]

猪肋排　1kg

无花果　5 个

[调味料]

红酒　50g

红糖　50g

黑松露酱汁　40g

蚝油　15g

海盐　8g

黑胡椒　3g

蜂蜜　50g

蒜泥　15g

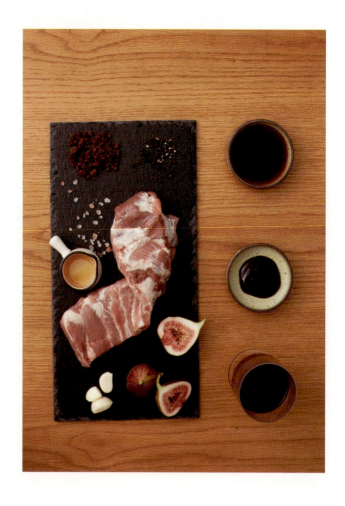

[步骤]

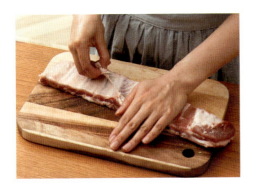

1 猪肋排撕去背部筋膜，洗净擦干水分。

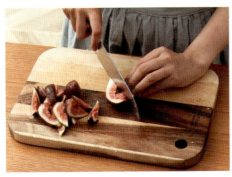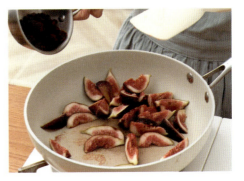

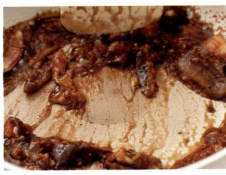

2 无花果洗净切小角，放入锅中，加红糖，中小火熬制到无花果软烂。

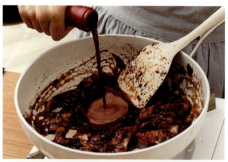

3 倒入红酒、黑松露酱汁、海盐、蚝油、黑胡椒碎、蒜泥，小火搅拌加热1分钟。

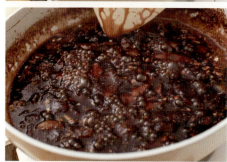

4 关火放入 30g 蜂蜜搅拌均匀。

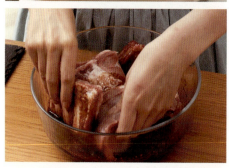

5 将步骤 4 做好的无花果红酒酱预留一小部分，其余均匀地涂抹在肋排正反面，按摩一下。

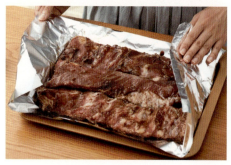
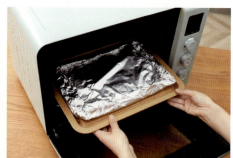

6 肋排整体要用锡纸包裹，一定要包严，烤箱上下火预热 180℃，把用锡纸包裹的肋排放于中下层烤 90 分钟。

7 将预留的无花果红酒酱倒入 20g 蜂蜜，搅拌均匀备用。

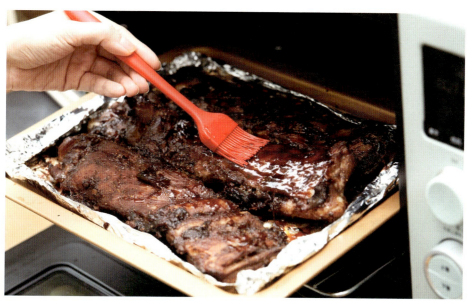

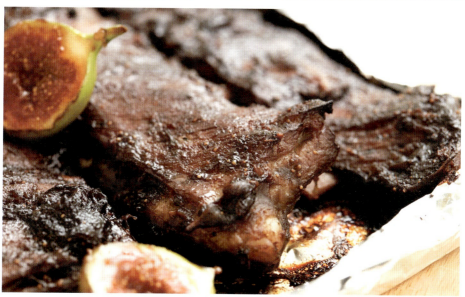

8 将烤好的肋排，拨开锡纸，烤箱调整到 200℃，分三次刷预留的酱料，每次烤 5 分钟
后再刷下一次，直到上色。

vivi Recipe 捞汁小海鲜

烹饪时间：1 小时

享用人数：3~4 人

健康关键词：海鲜大餐 / 夏日必备

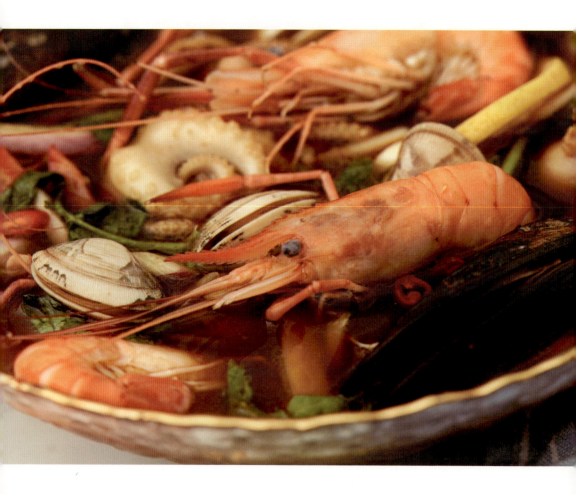

[食材]

白虾　10 只

小八爪鱼　3 只

青口贝　5 只

文蛤　20 只

百香果　2 个

彩椒　50g

洋葱　50g

水果黄瓜　50g

柠檬　1 个

[调味料]

香菜　30g

蒜　30g

小米辣　2 根

黑蒜三文鱼酱汁　50ml

白松露橄榄油醋汁　50ml

蜂蜜（或 0 卡糖）　15g

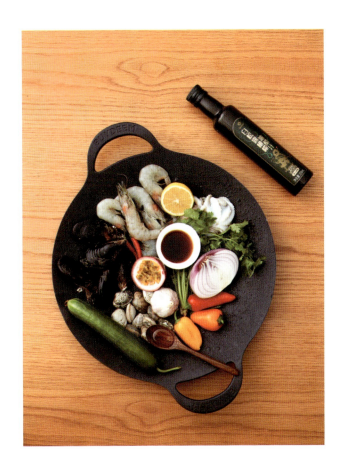

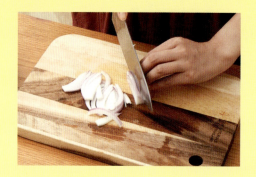

1 百香果取果肉，彩椒切丝，洋葱切丝，黄瓜切丝，香菜切段，蒜切片，柠檬切片，小
  米辣切段。

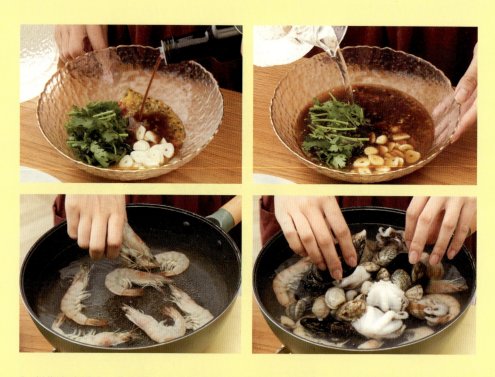

2 制作泰式捞汁：将步骤 1 做好的食材加入黑蒜三文鱼酱汁、白松露橄榄油醋汁、蜂蜜、
  饮用水混合拌匀泡 10 分钟，所有海鲜放入开水中煮 5 分钟后捞出，过冰水。

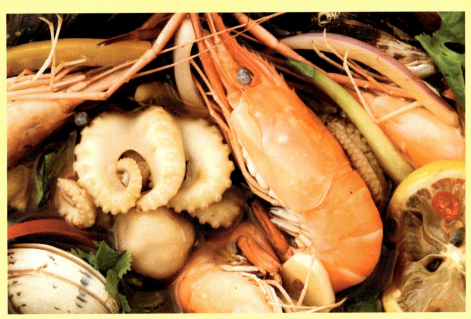

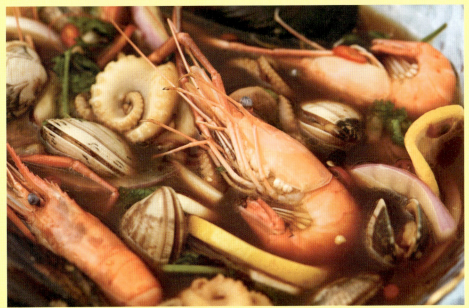

3 冰好的海鲜放入泰式捞汁中来回地捞一捞，放入冰箱冷藏一小时就可以吃了。

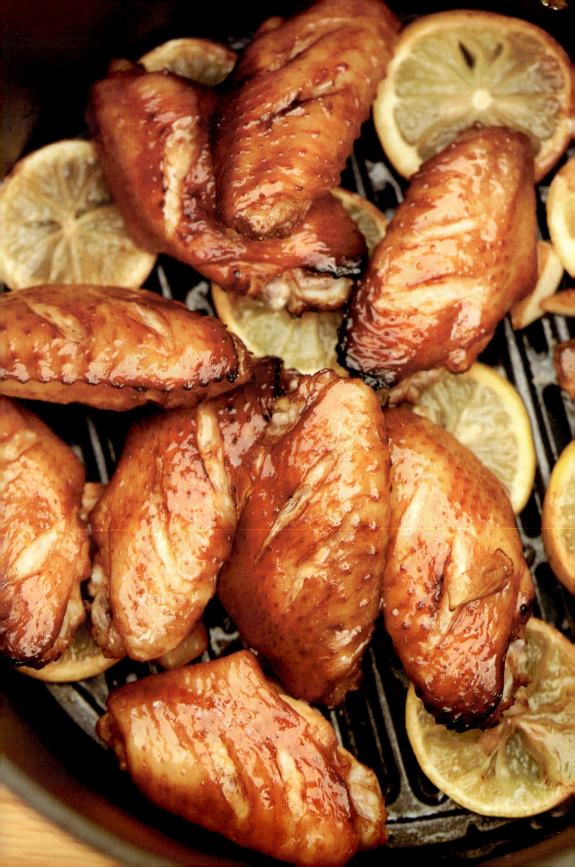

vivi Recipe 柠檬蒜香烤鸡翅

烹饪时间：45 分钟

享用人数：3~4 人

健康关键词：简单好上手 / 低脂美味

[食材]

鸡翅　10 只

[调味料]

蒜　1 头

黑蒜三文鱼酱汁　15ml

老抽　5ml

蚝油　10ml

蜂蜜　10ml

柠檬　1 个

山茶花油　10ml

盐　2g

现磨黑胡椒　2g

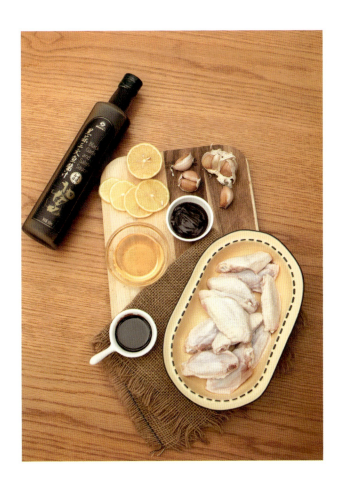

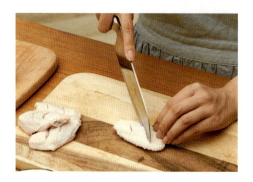

1 蒜切片，鸡翅正反两面用刀划两下，方便腌制入味。

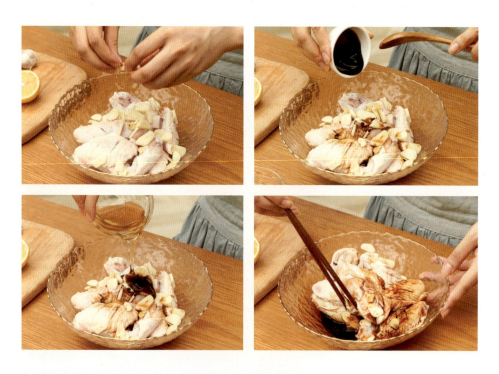

2 鸡翅中放入除柠檬外准备的所有调料，抓匀腌制两小时。

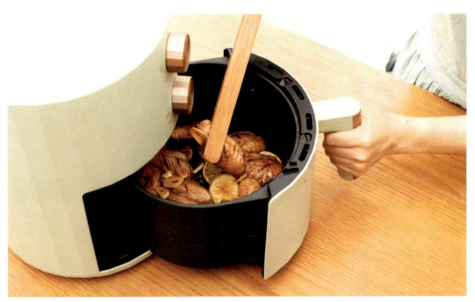

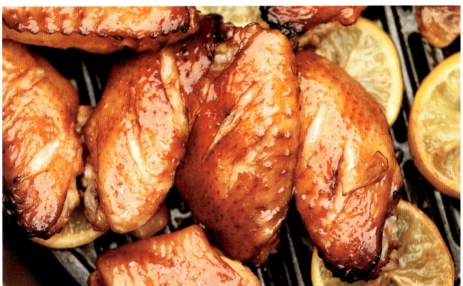

3 在空气炸锅中先铺一层柠檬片，摆上鸡翅，180℃烤 15 分钟，翻面再烤 10 分钟，至
表面金黄即可。

无淀粉牛肉滑蛋

烹饪时间：25 分钟
享用人数：1 人
健康关键词：补充体力 / 富含优质蛋白

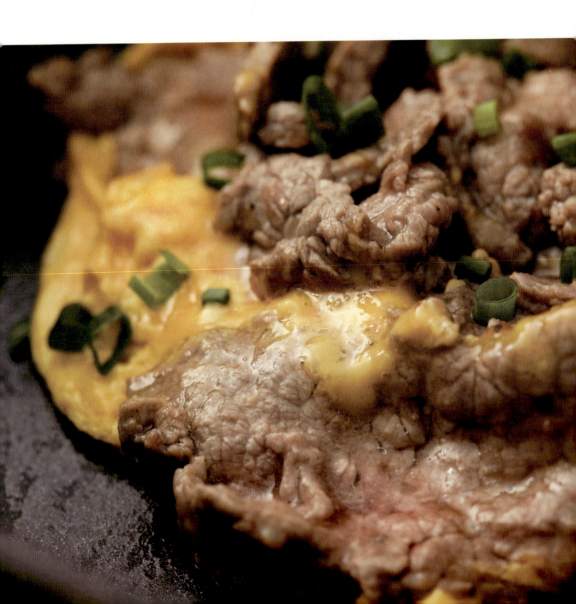

[食材]

牛肉　150g
鸡蛋　3 个

[调味料]

现磨黑胡椒　1g
0 卡糖　3g
黑松露酱汁　10g
蚝油　10g
牛奶　30ml
山茶花油　15ml
小葱　10g

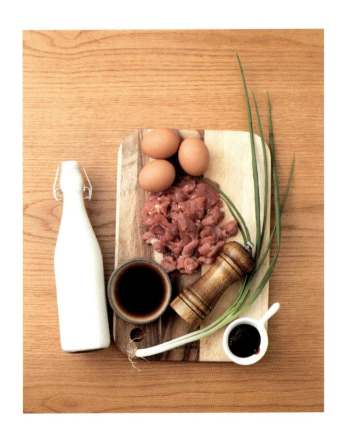

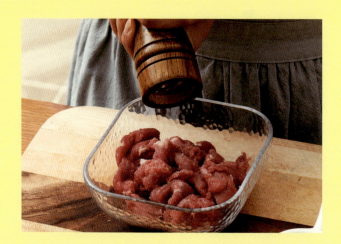

1 切好的牛肉先加入现磨黑胡椒、0 卡糖、蚝油腌制一会儿。

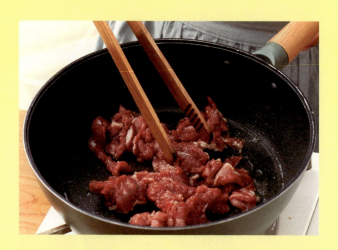

2 锅中放少许山茶花油，腌好的牛肉下锅先平铺煎一会，然后炒到未全熟就关火，用余温烫熟。

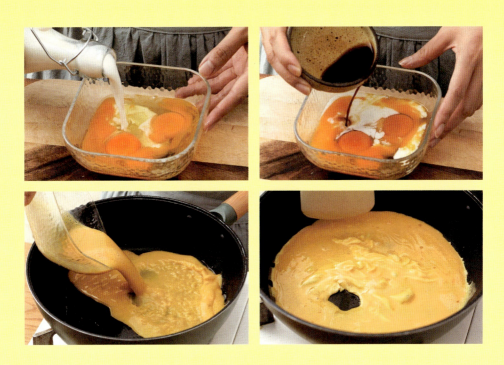

3 鸡蛋加牛奶和黑松露酱汁简单调味后打散倒入锅中，用中火煎，用锅铲从边缘往中间推，最后铺上炒好的牛肉，撒葱花关火即可。

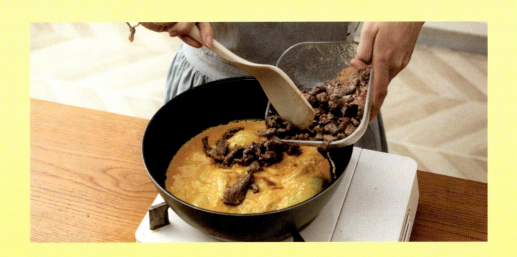

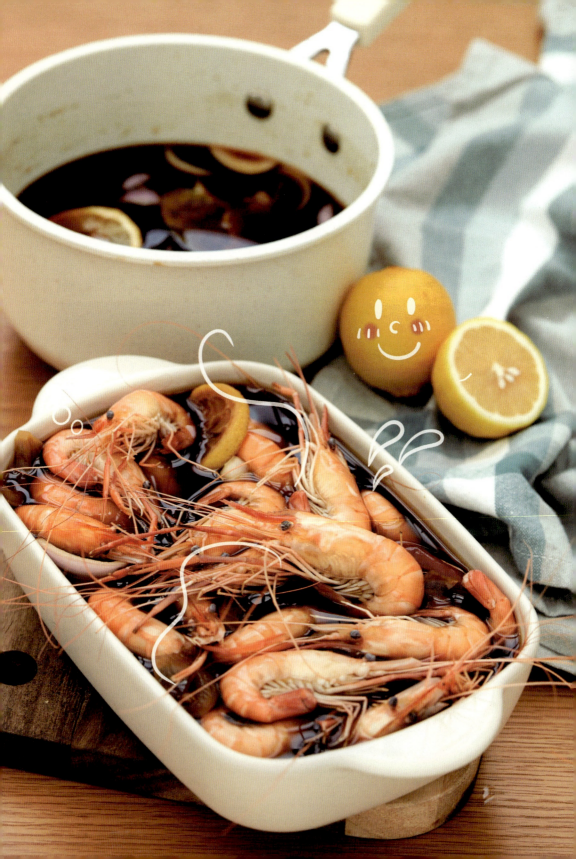

花雕熟醉虾

烹饪时间：20 分钟 + 浸泡 1 夜

享用人数：3~4 人

健康关键词：夏日美味

[食材]

[调味料]

罗氏沼虾　1000g

（或其他你喜欢的大虾）

黑蒜三文鱼酱汁　300ml	话梅　3 粒
花雕酒　300ml	柠檬片　半颗
冰糖　120~150g	八角　2 个
洋葱　半个	桂皮　1 根
姜　20g	花椒　5g
干辣椒　3 条	香叶　2 片

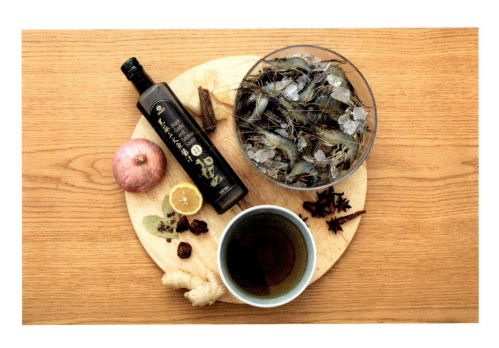

[步骤]

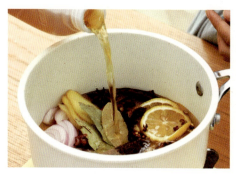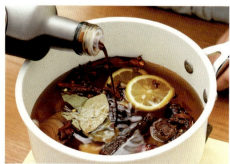

1 把所有的调味料放入锅中，再加入约 500ml 的水，烧开后关火放凉。

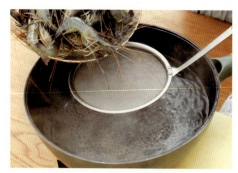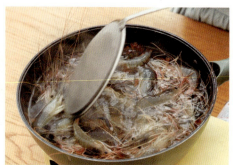

2 罗氏沼虾倒入沸水中，等再次沸腾后，煮 3 分钟捞出，过冷水冷却。

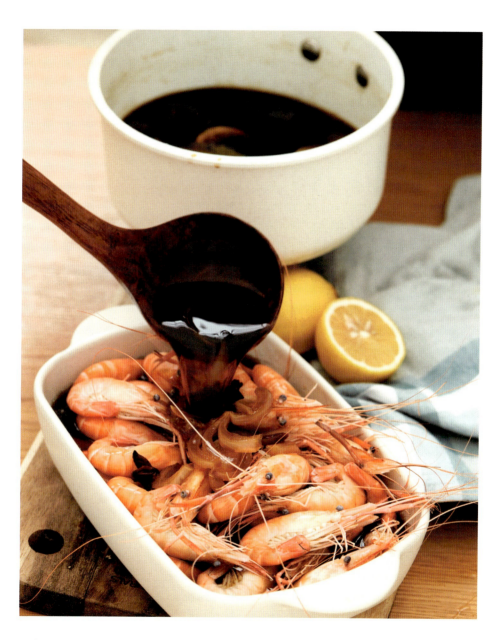

3 把煮好的虾浸没到步骤 1 中的料汁中，放入冰箱冷藏一夜入味。

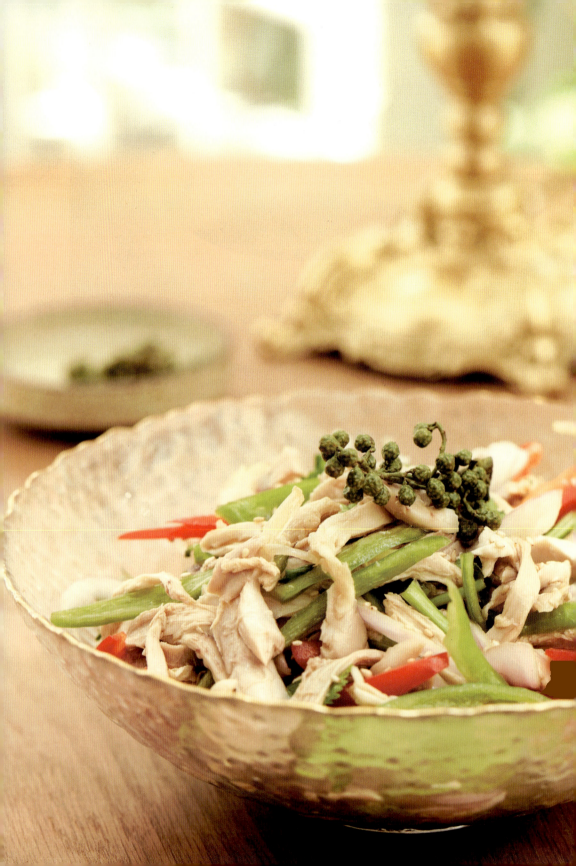

vivi Recipe 新疆椒麻鸡

烹饪时间：30 分钟

享用人数：2~3 人

健康关键词：多多的膳食纤维 / 麻麻辣辣不油腻

【食材】

手枪腿　4 根

洋葱　半个

红彩椒　1 根

不辣的青椒　1 根

【调味料】

花椒和青花椒　20g

大葱　半根

干辣椒　2 根

黑蒜三文鱼酱汁　10ml

盐　2g

香菜　20g

山茶花油　5ml

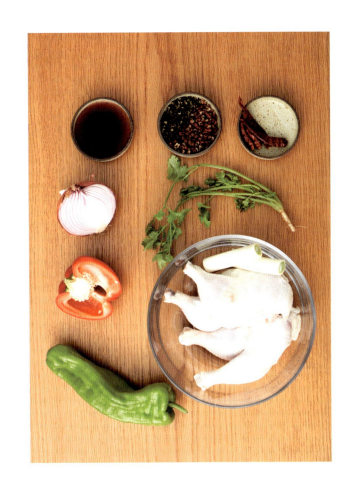

[步骤]

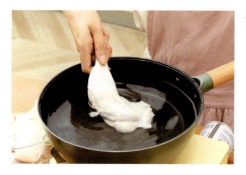

1 鸡腿冷水下锅，水沸后再煮 5 分钟，关火焖熟（汤汁不要倒掉）。

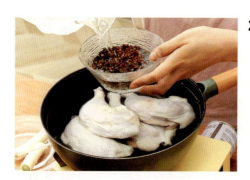

2 花椒、青花椒和干辣椒泡冷水 5 分钟，把水倒掉晾干。

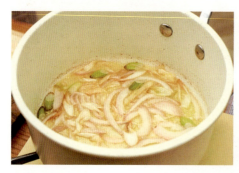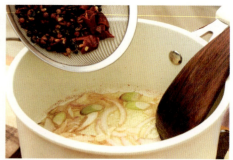

3 锅中倒入山茶花油，开小火，把大葱切末、1/4 个洋葱切丝并炸至金黄，然后放入泡好的花椒、青花椒和干辣椒，炸 2~3 分钟至香味四溢。舀两勺煮鸡腿的鸡汤到步骤 3 的锅中，继续煮 5 分钟。

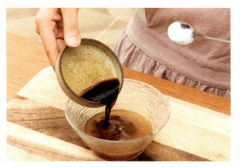

4 过滤步骤 3 中的汤汁后，加入盐和黑蒜三文鱼酱汁调味，口味可以偏咸一点，拌完鸡肉后味道就刚刚好。

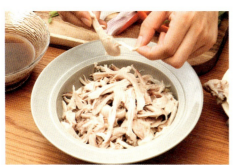

5 把煮好的鸡腿拆成鸡丝，和切成丝的 1/4 个洋葱、红椒、青椒、香菜末加上步骤 4 中的酱汁拌在一起就可以开吃咯！如果加一点芝麻呈现效果会更好！

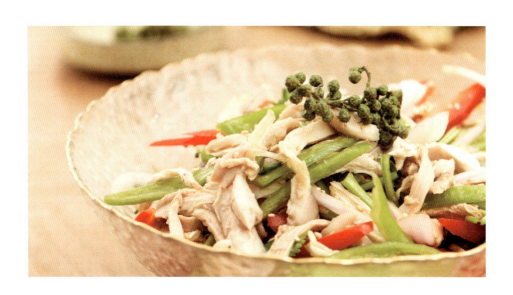

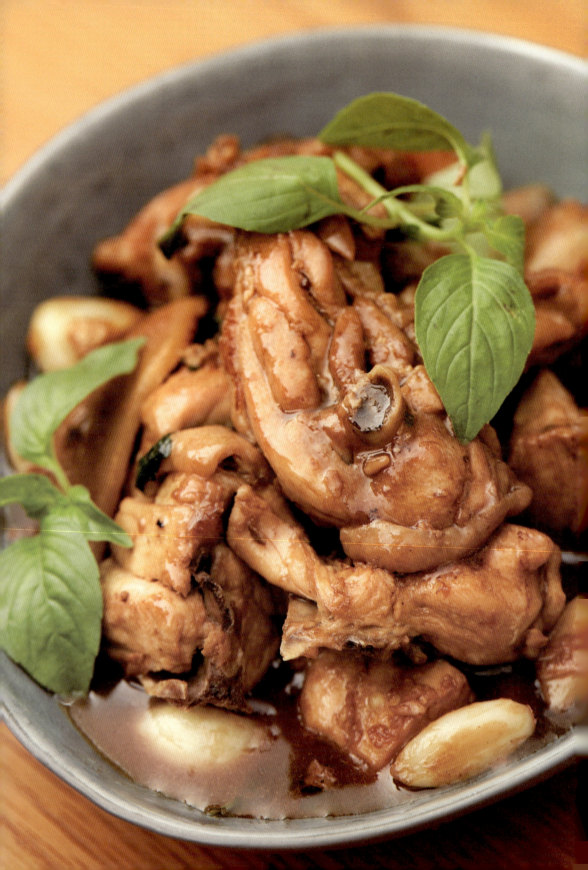

酒酿红烧鸡

烹饪时间：20 分钟

享用人数：2~3 人

健康关键词：简单 / 非常下饭 / 全家享用的料理

[食材]

鸡块　500g

洋葱　半个

[调味料]

酒酿　30~50g

黑蒜三文鱼酱汁　20ml

麻油　20ml

盐　1~2g

蒜　10 瓣

姜　10g

九层塔　20g

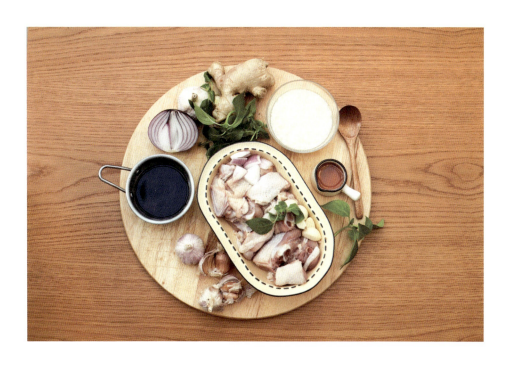

［步骤］

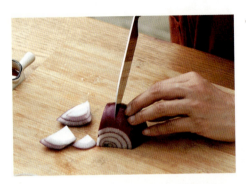

1 洋葱切片，姜切片。

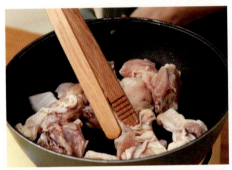 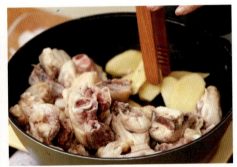

2 热锅中倒入麻油，加入鸡块，炒制片刻。加入洋葱炒制，炒出香味，放入姜片。

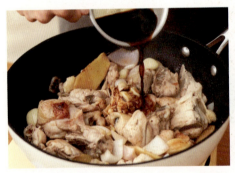 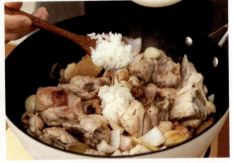

3 加入黑蒜三文鱼酱汁和米酒，再加入少量热水，盖上盖子焖煮 5 分钟。

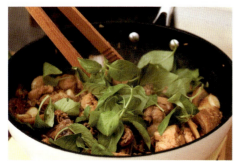

4 开盖后放入灵魂调料——九层塔，开大
火收汁即可出锅。

畊练厨师天团 Tips

我们使用的是甜米酒，如果你买的米酒不甜的话，可以适当加入
几颗冰糖增加甜味。
如果喜欢吃辣，也可以放一些小米辣。

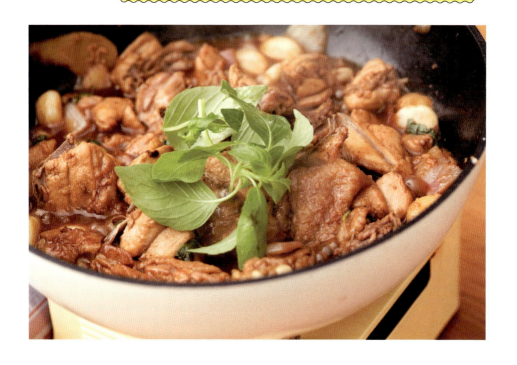

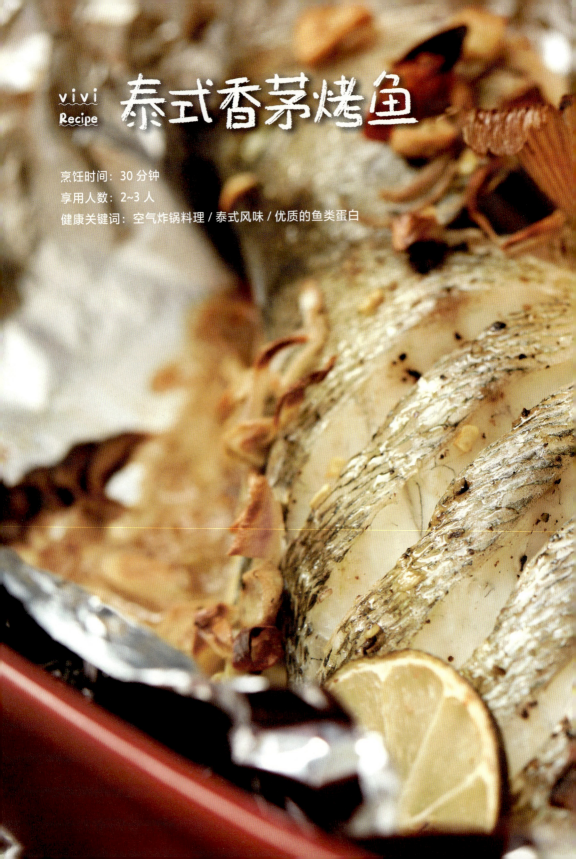

泰式香茅烤鱼

vivi Recipe

烹饪时间：30 分钟
享用人数：2~3 人
健康关键词：空气炸锅料理 / 泰式风味 / 优质的鱼类蛋白

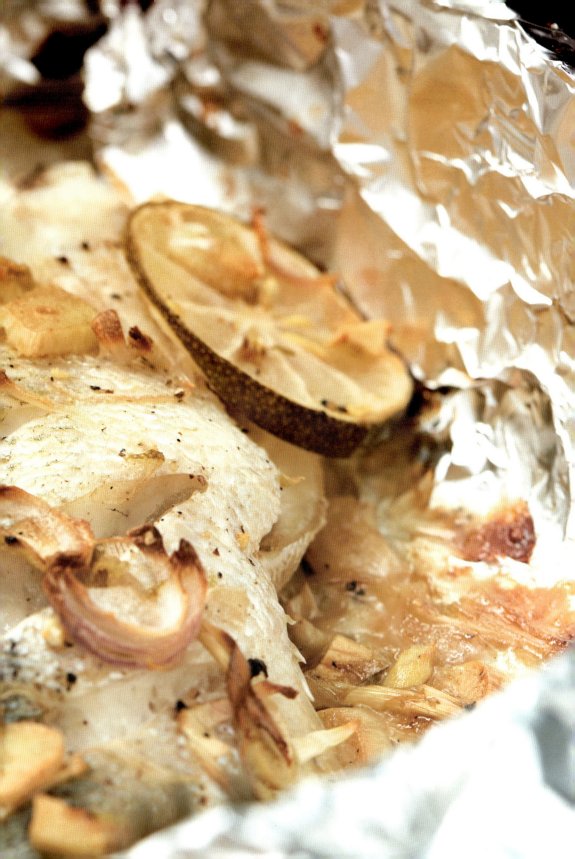

[食材] [调味料]

海鲈鱼（或其他你喜欢的鱼类） 500g

香茅草 20g
蒜 3 瓣
小米辣 2 根
鱼露 20ml
现磨黑胡椒 3g
盐 1g
蜂蜜 5g
青柠汁 10ml
青柠 5g
山茶花油 10ml
洋葱 1/4 个

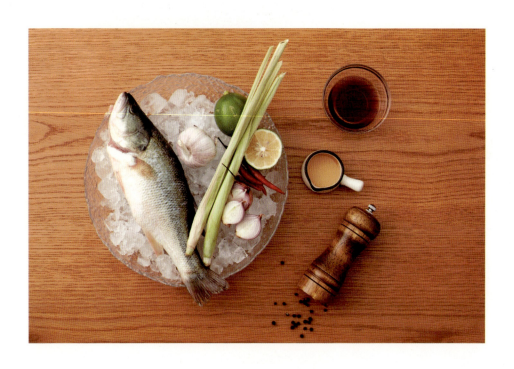

［步骤］

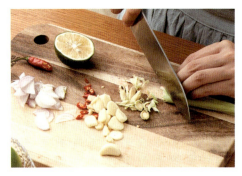 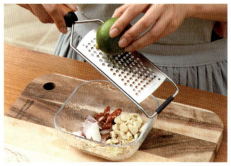

1 把香茅草、蒜、洋葱、小米辣切碎，加入山茶花油、鱼露、盐、蜂蜜、青柠汁、青柠皮屑、现磨黑胡椒调味。剩余的青柠切片。

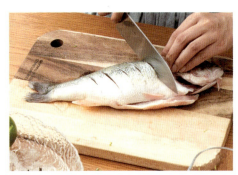

2 在鱼身上均匀切几刀，把鱼块和步骤1中的调料混合均匀，腌制2小时（或冰箱冷藏隔夜腌制）。

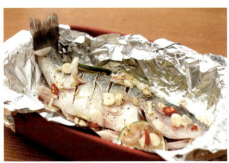 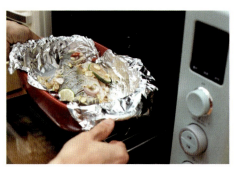

3 烤箱 180℃ 烤 20 分钟即可，中间翻面一次。

畊练厨师天团 Tips

如果你没有烤箱，也可以在平底锅上把鱼煎熟。

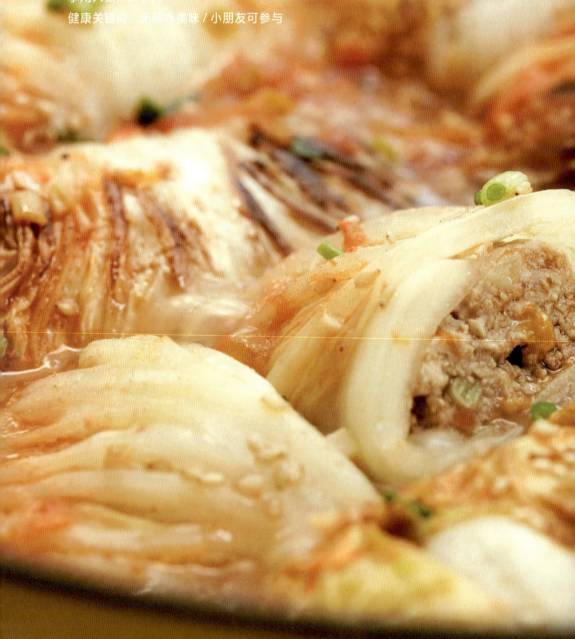

茄汁白菜包肉

烹饪时间：30分钟
享用人数：2~3人
健康关键词：无碳水美味 / 小朋友可参与

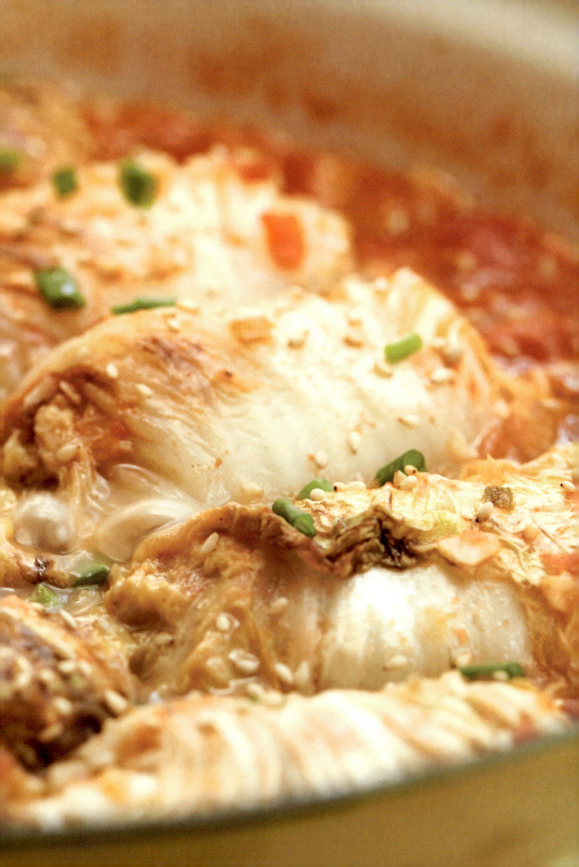

鸡胸肉碎　250g

牛肉碎　250g

鸡蛋　1个

大白菜　1整颗

去皮番茄丁　200g

黑蒜三文鱼酱汁　10ml

料酒　5ml

盐　5g

现磨黑胡椒　5g

白芝麻　适量

小葱　10g

蒜　2瓣

山茶花油　10ml

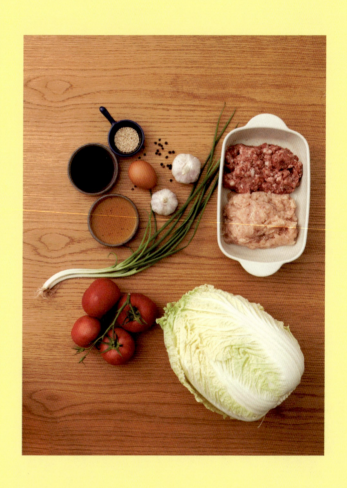

[步骤]

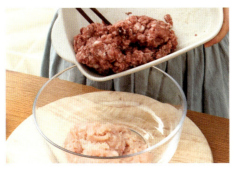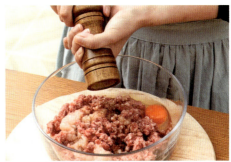

1 把鸡胸肉碎和牛肉碎混合到一起，加入小葱、蒜末、料酒、鸡全蛋，黑蒜三文鱼酱汁、
盐和现磨胡椒调味。顺时针不停搅拌肉馅，其间分两次加入总共 20ml 水，使其完全
被肉馅吸收。

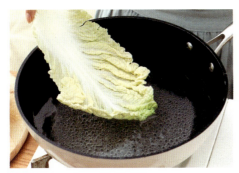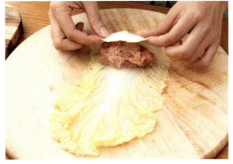

2 掰下大白菜叶片，沸水烫软后捞出放凉，用大白菜叶片把步骤 1 中的肉馅包起来。

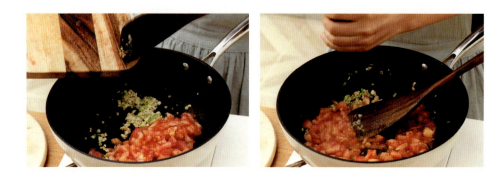

3 在锅中放入山茶花油，把洋葱、蒜炒香，加入去皮番茄丁，炒到完全软透，用盐和黑胡椒调味。

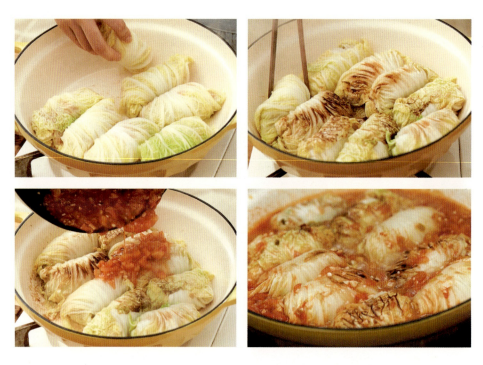

4 把白菜包放在锅中用少量山茶花油煎上色，然后倒步骤 3 中的番茄酱汁进来，加盖小火焖煮 5 分钟。

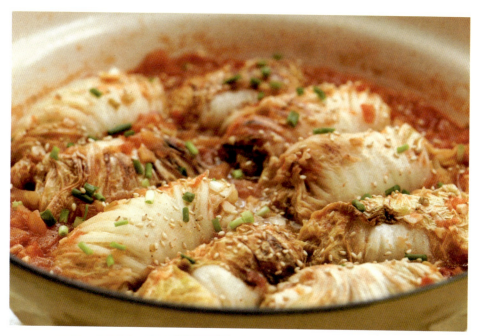

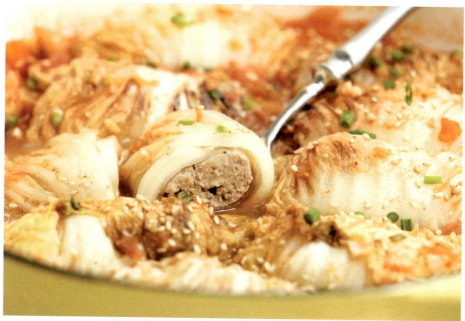

5 出锅之后撒上葱花和白芝麻就可以开动咯。

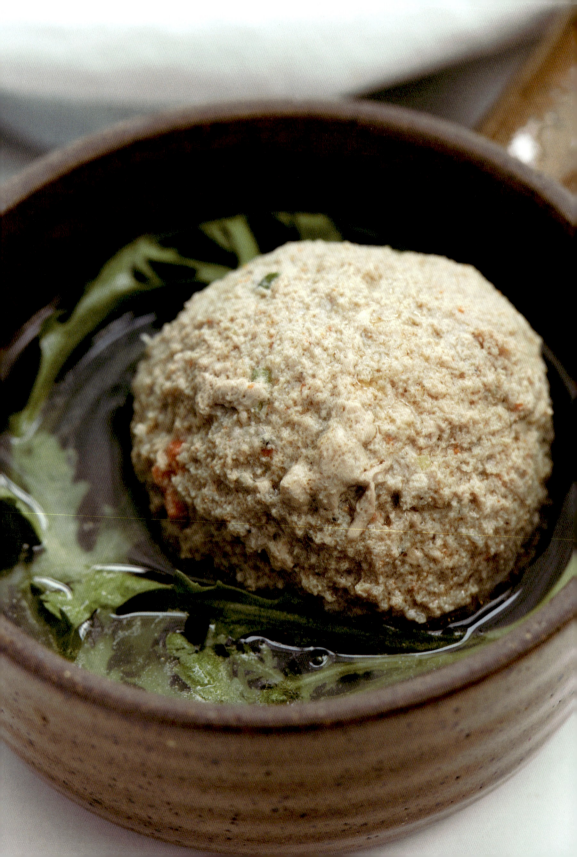

vivi Recipe 蟹黄狮子头汤

烹饪时间：30 分钟

享用人数：4 人

健康关键词：完全来自食材本身的鲜味 / 鲜掉眉毛

[食材]

猪肉馅　500g

蟹黄油　150g

鸡蛋　1 个

茼蒿　300g

[调味料]

葱　50g

姜　10g

黑蒜三文鱼酱汁　20ml

料酒　5ml

盐　3g

糖　3g

白胡椒粉　5g

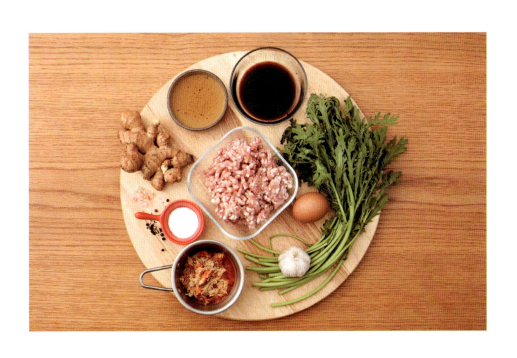

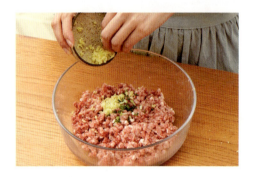

1 葱和姜切末把猪肉馅和葱末、姜末搅在一起。

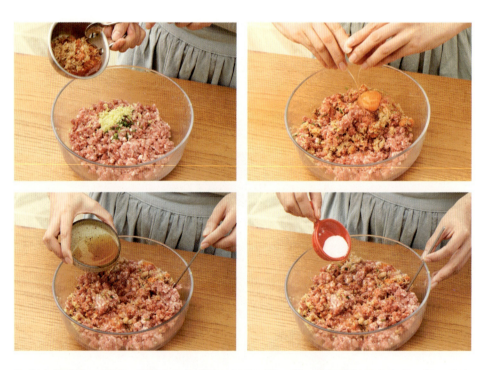

2 加入蟹黄油、鸡蛋，黑蒜三文鱼酱汁、料酒、盐、糖、白胡椒粉混合均匀，朝一个方向搅拌肉糜，其间分多次加入 50ml 的水，让肉糜完全吸收水分。

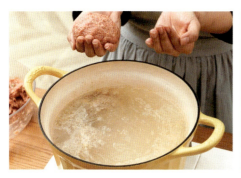
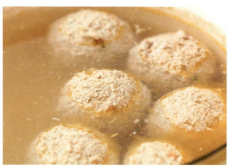

3 锅中烧开一大锅沸水，其间把肉糜搓成大大的球（在左右手掌上来回扔可以让肉球更有弹性），下入锅中，加盖中火焖煮 10 分钟。

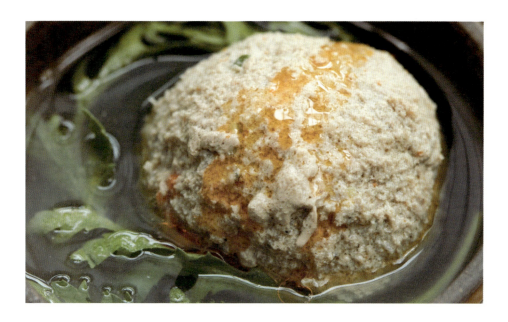

4 出锅前加入茼蒿，用盐调味即可。

> **畊练厨师天团 Tips**
>
> 蟹黄油是一种用蟹黄、蟹肉和植物油一起炒成的特产，
> 如果买不到的话，也可以做成咸蛋黄肉馅。

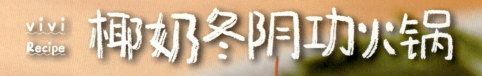

椰奶冬阴功火锅

烹饪时间：30 分钟
享用人数：2 人
健康关键词：一锅端料理 / 食材本身的鲜味 / 泰式风味

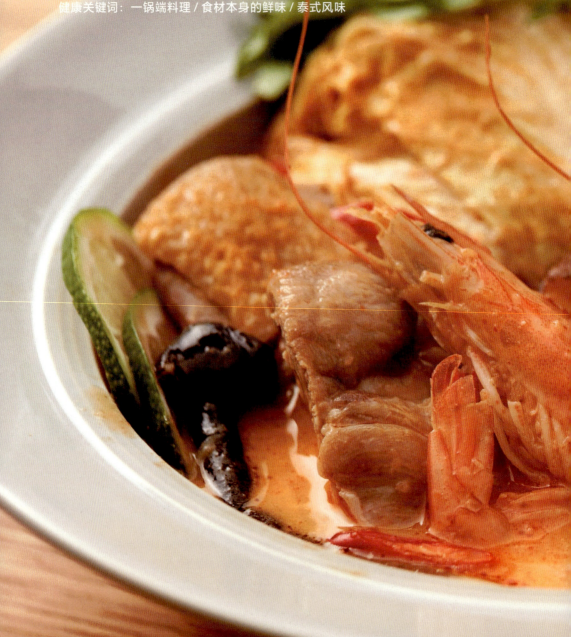

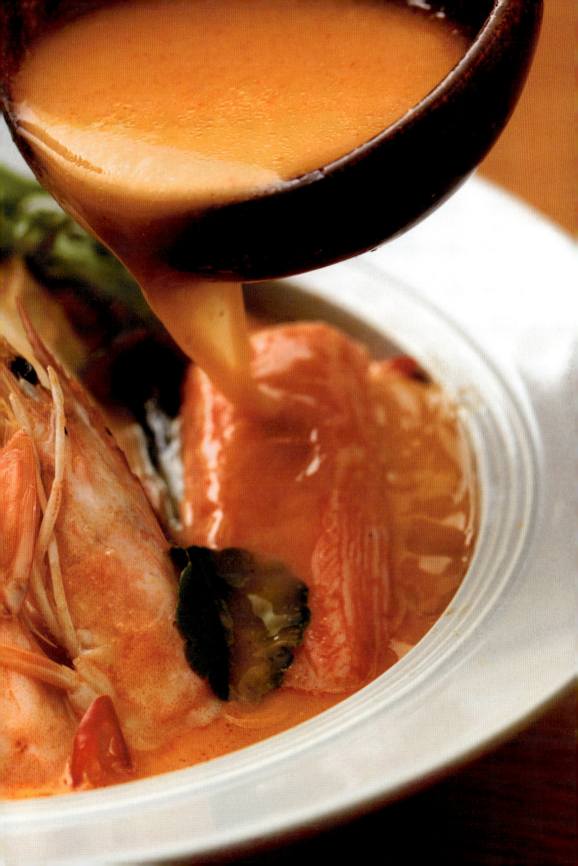

[食材]

鸡腿块　2 块

香菇或其他蘑菇　4~5 朵

茼蒿　250g

白虾　300g

蟹柳　150g

娃娃菜　200g

蛋饺或其他丸子　150g

[调味料]

冬阴功酱　100g

葱　10g

姜　10g

青柠　半个

鱼露　10ml

盐　2g

椰奶　20ml

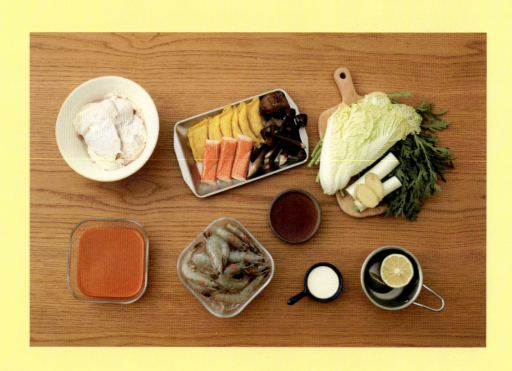

[步骤]

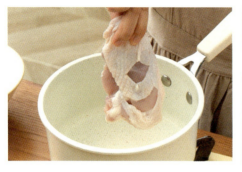 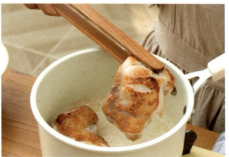

1 鸡皮朝下、煎制鸡腿，两面煎至金黄。

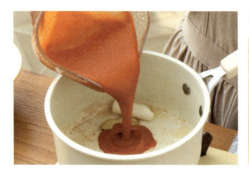 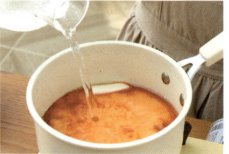

2 锅中加入冬阴功酱、葱、姜，加入热水，把白虾、香菇、蛋饺、娃娃菜一起下入锅中
先煮熟，然后加入比较容易熟的茼蒿、蟹柳煮熟。

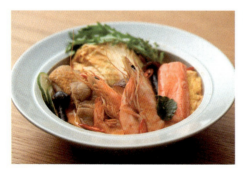

3 出锅前挤入青柠汁，用鱼露和盐调味
即可。

雪菜春笋焖饭

烹饪时间：50 分钟

享用人数：3~4 人

健康关键词：春季限定美味

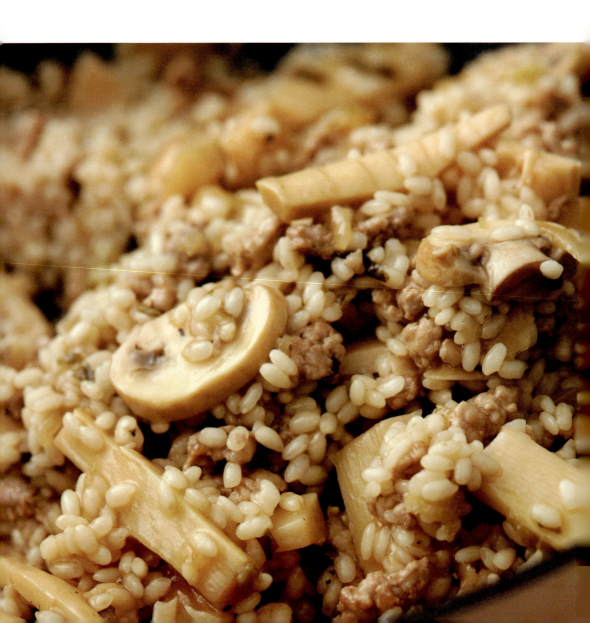

[食材]

笋 3~4 根（约 600g）

猪肉末　200g

白蘑菇　250g

雪菜　50g

大米　200g

[调味料]

盐　1~2g

黑蒜三文鱼酱汁　10ml

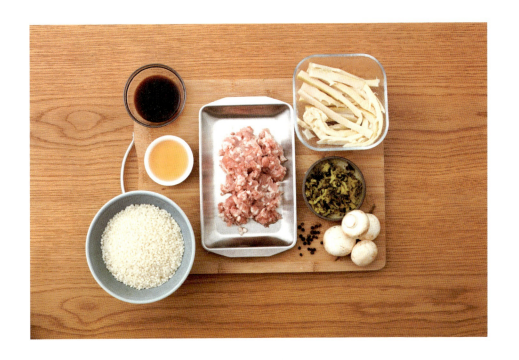

[步骤]

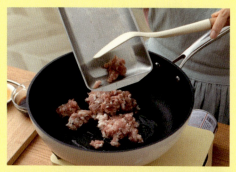

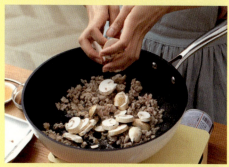

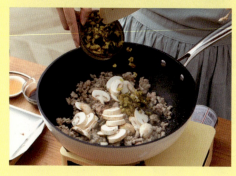 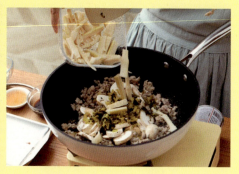

1 把笋切成小段，放入沸水中焯 3 分钟左右去掉涩味，捞出。热锅中加入猪肉末，翻炒到表面上色，加入白蘑菇片、雪菜和笋，用黑蒜三文鱼酱汁和盐调味。

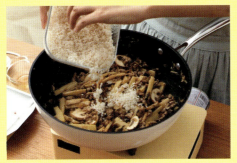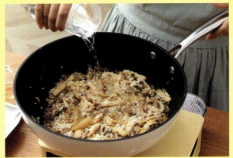

2　在锅中加入泡好的大米，加水没过大米表面约一个指甲盖的高度。

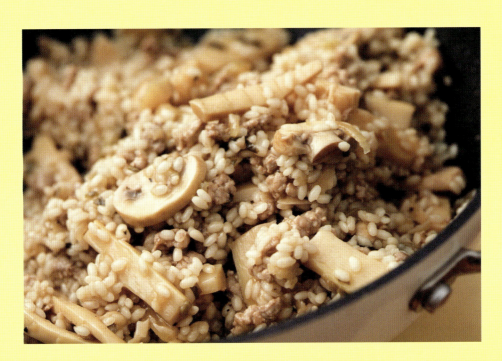

3　加盖焖煮 10~15 分钟就做好了。也可以使用电饭煲快煮模式。

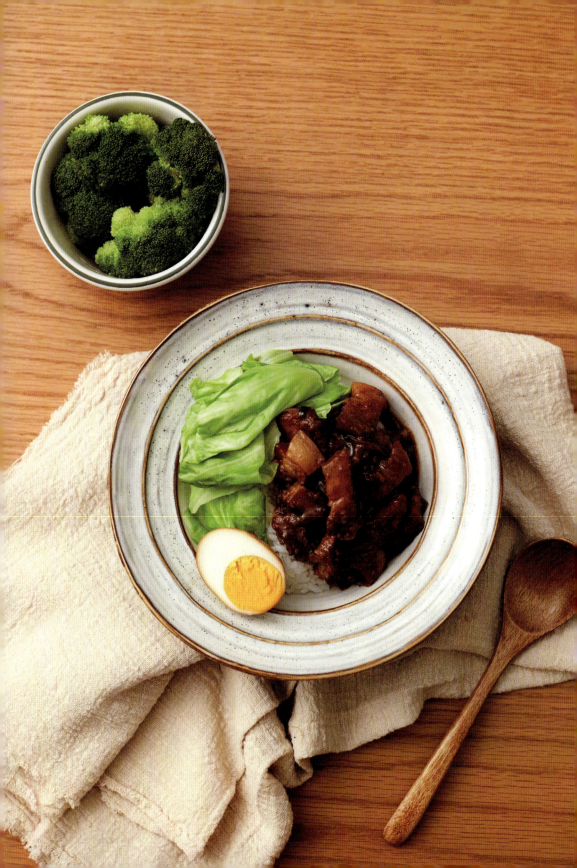

vivi
Recipe

台式卤肉饭

烹饪时间：1 小时 45 分钟

享用人数：3~4 人

健康关键词：优质蛋白 / 适宜全家分享

[食材]

猪后腿肉　1000g

红葱头（或洋葱）　200g

鸡蛋　4 个

[调味料]

黑松露酱汁　15ml

老抽　5ml

冰糖　15g

卤料包　1 包（如果没有现

成卤料包，可以用香叶、桂

皮、八角、干辣椒搭配）

料酒　60ml

山茶花油　10ml

小葱　30g

姜　适量

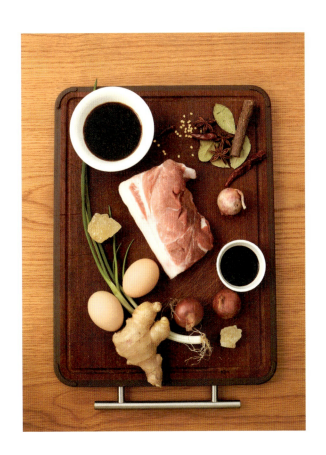

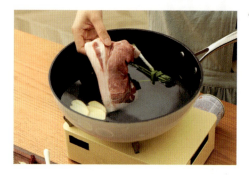

1 取一部分小葱切末备用，姜切片。把猪后腿肉放入冷水锅中，加入未切末的小葱、姜片、料酒煮沸去腥，水沸后大约再煮 10 分钟。

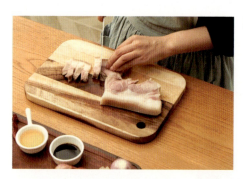

2 猪肉取出后切成粗一点的肉条，这样做出来的卤肉饭会比较有肉感。

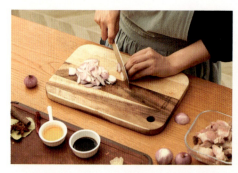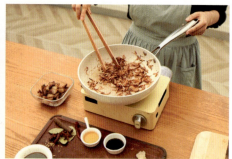

3 把葱头切成丝，锅中倒入山茶花油，全程用小火把葱头炸至金黄酥脆捞出（保留底油）。

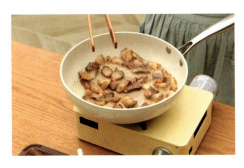

4 把猪肉条倒回锅里，慢慢煎炒到肉条完全焦黄（其间还会有猪油被煎出来），然后把炸好的红葱酥倒回锅中，加入新鲜的小葱末。

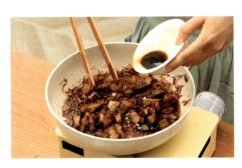

5 加入黑松露酱汁、老抽、冰糖和卤料包，倒入没过食材的热水，炖 90 分钟左右（出锅前半小时加入煮好的水煮蛋，就可以将它做成非常好吃的卤蛋。）

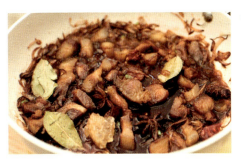

6 出锅后搭配米饭和蔬菜就很美味！

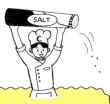

畊练厨师天团 Tips

红葱酥是卤肉饭的灵魂，可以买现成的，也可以自己炸。红葱又叫干葱，看上去像是一个个迷你洋葱，味道比洋葱更浓郁。如果买不到的话，也可以用红洋葱替代。

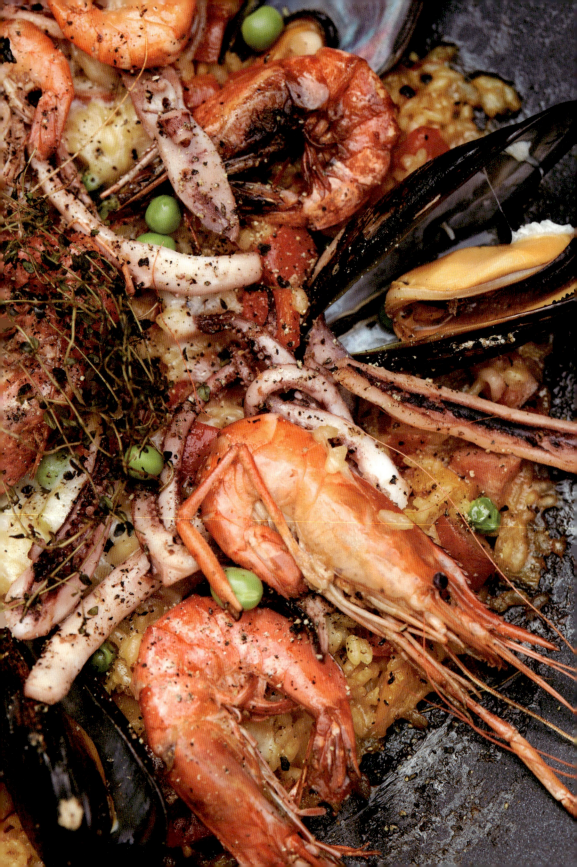

西班牙海鲜饭

烹饪时间：1 小时

享用人数：3~4 人

健康关键词：高蛋白 / 新鲜原味

[食材]

大米　200g

海鲜高汤　400ml

阿根廷红虾　5 只

青口贝　50g

鱿鱼　1 条

西班牙烟熏香肠　60g

大虾　8 只

彩椒　50g

豌豆　30g

洋葱　30g

奶酪　3 片

[调味料]

西红花　0.5g　橄榄油　25ml

现磨黑胡椒　2g　蒜　3 瓣

百里香　10g　黄柠檬　半个

白葡萄酒　30ml　盐　5g

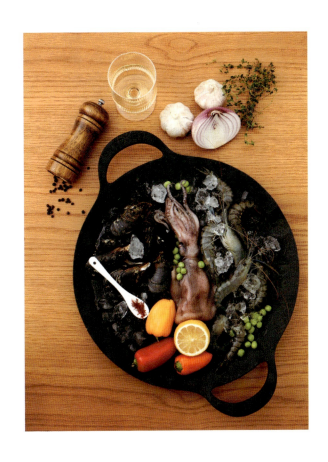

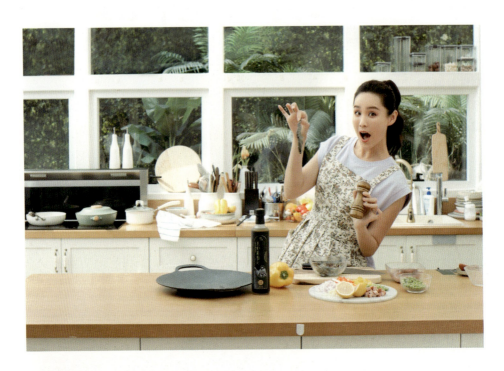

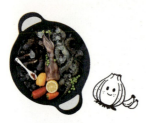

1 将大虾、鱿鱼、阿根廷红虾用白葡萄酒、百里香、盐、现磨黑胡椒腌制一下。

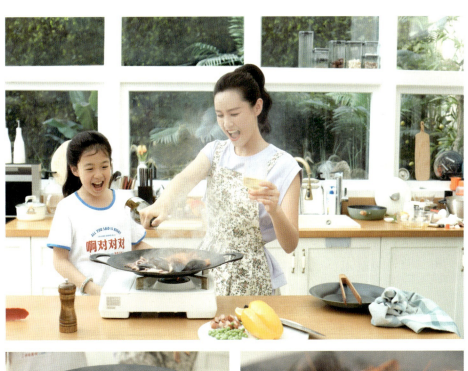

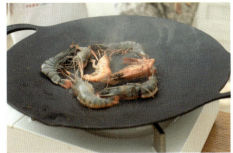

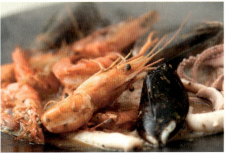

2 将蒜炒香后锅中倒入橄榄油，放入腌制好的海鲜，翻炒后盛出备用。

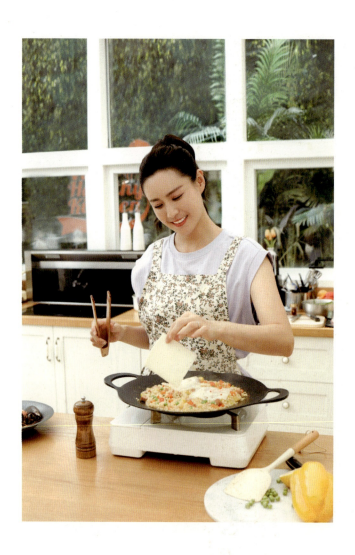

3 锅中倒入橄榄油将蒜炒香，放入洋葱、大米炒香，边炒边加入海鲜高汤、西红花、百里香，再放入西班牙烟熏香肠、奶酪片，最后倒入些许白葡萄酒。

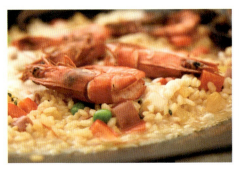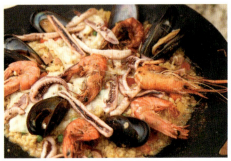

4 待汤汁收得差不多时，整齐地码放上备好的海鲜、豌豆及彩椒，挤一点黄柠檬汁，尝一尝米饭的软硬程度。

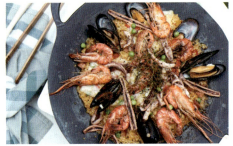

5 煮熟后，加现磨黑胡椒调味，再放上新鲜的百里香装饰即可。

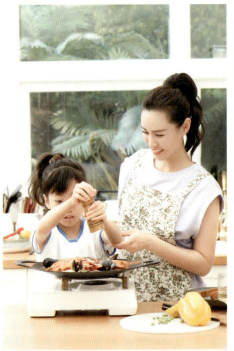

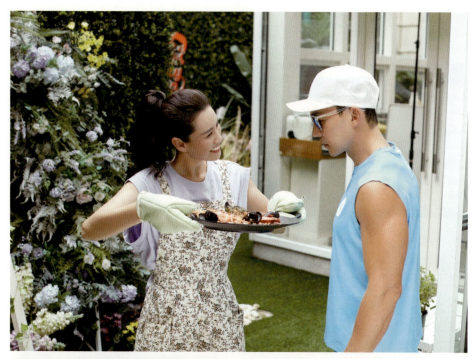

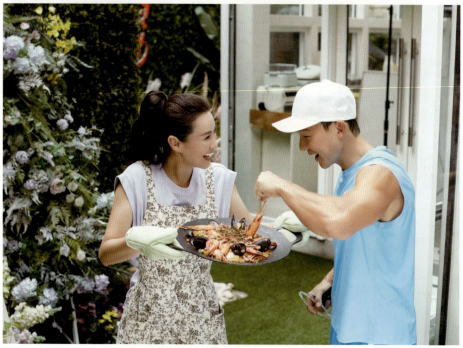

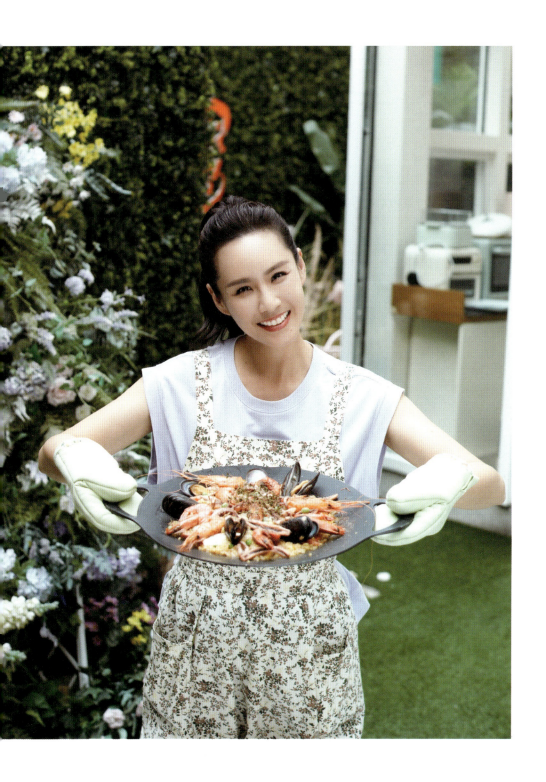

鱿鱼炒年糕

vivi
Recipe

烹饪时间：20 分钟

享用人数：2 人

健康关键词：营养美味 / 甜辣风味

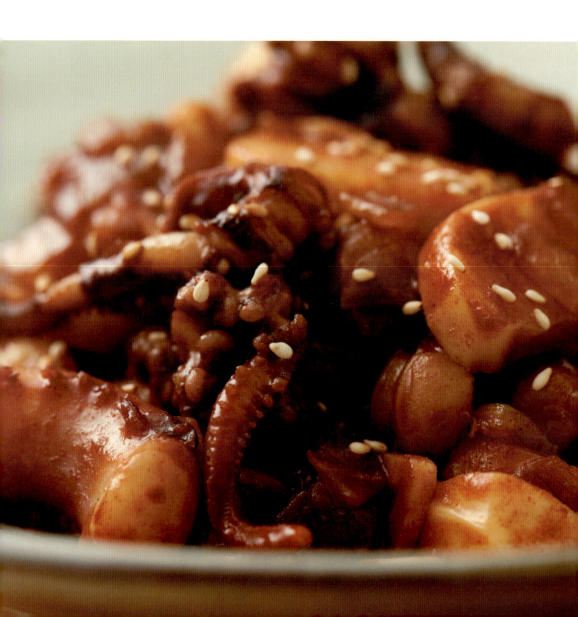

[食材]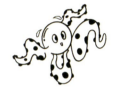

鱿鱼须　400g

水磨大米年糕片　250g

洋葱　半个

[调味料]

黑蒜三文鱼酱汁　10ml

老抽　2ml

蚝油　5ml

糖　3g

辣椒粉　3g

孜然粉　3g

料酒　5ml

白芝麻　5g

大蒜　3 瓣

山茶花油　5ml

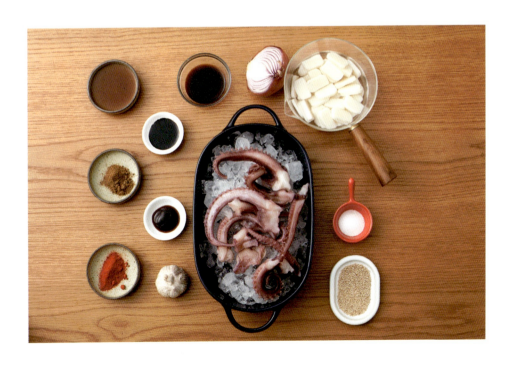

［步骤］

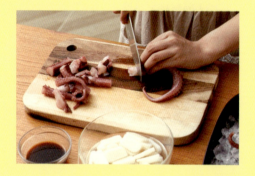

1 鱿鱼须切花刀，洋葱切碎，蒜切成片。

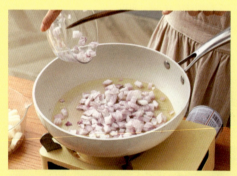

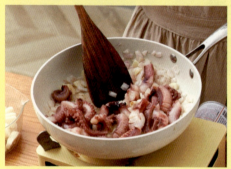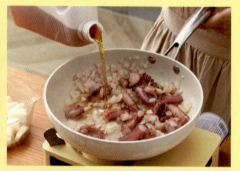

2 锅中加入山茶花油，炒香洋葱、蒜，加入鱿鱼须一同翻炒，再淋一些料酒去腥。

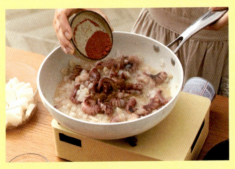 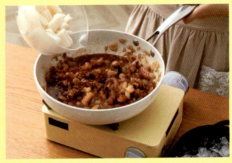

3 加入孜然粉、辣椒粉、黑蒜三文鱼酱汁、老抽、蚝油、糖一同翻炒，然后加入水磨大米年糕片翻炒，直至年糕变软。

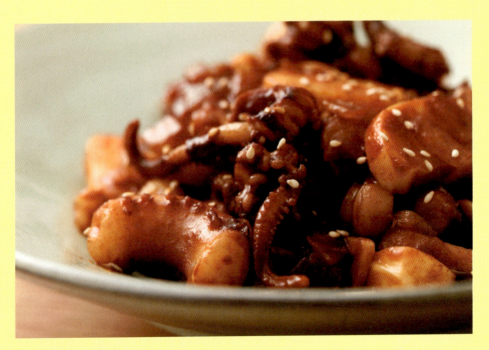

4 出锅撒上白芝麻即可。

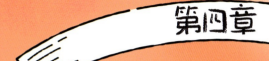

第四章

甜点饮料
也健康

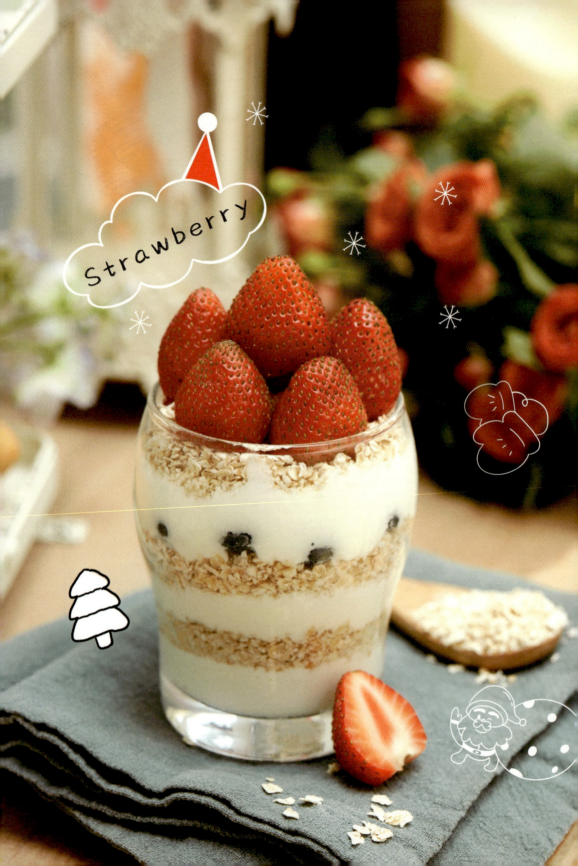

Strawberry

vivi Recipe 肌练杯

烹饪时间：15 分钟

享用人数：1 人

健康关键词：高纤维 / 高饱腹

[食材]

草莓　150g

蓝莓　50g

无糖酸奶　150ml

即食燕麦　30g

牛奶　50ml

0 卡糖　5g

[步骤]

1　草莓、蓝莓洗净。即食燕麦、牛奶、0 卡糖混合拌匀泡 5 分钟。

2　杯子里依次放入无糖酸奶、步骤 1 做好的燕麦、蓝莓，重复摆放，在最后一层无糖酸奶上放几颗草莓装饰即可。

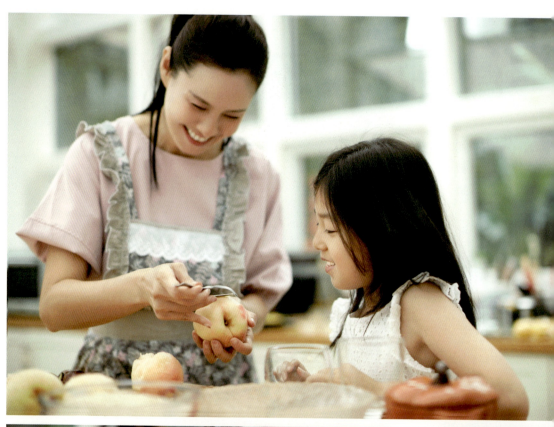

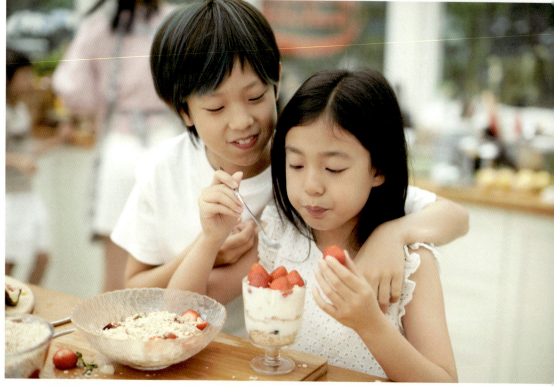

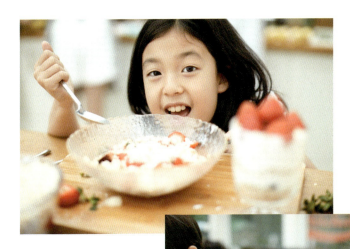

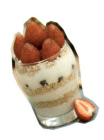

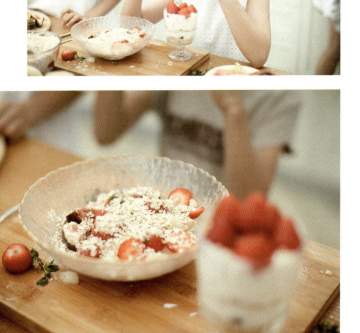

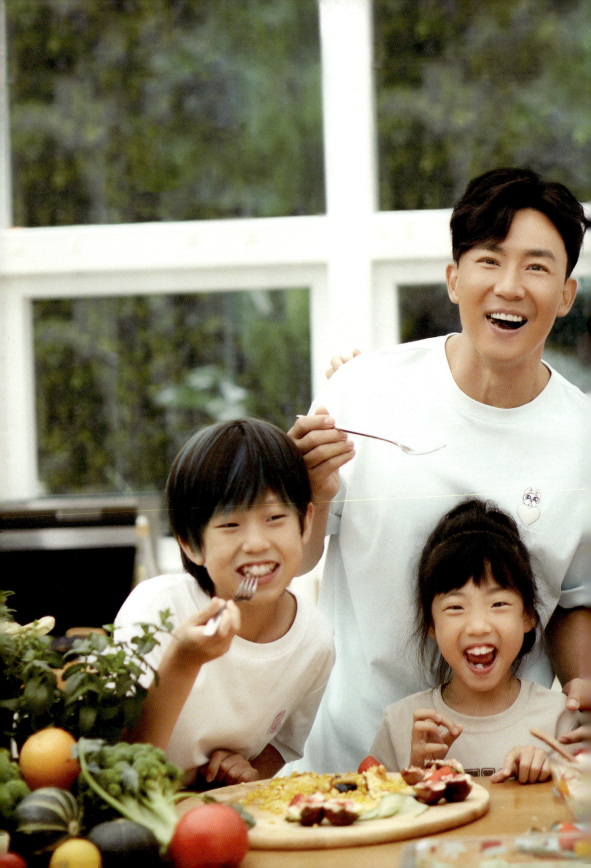

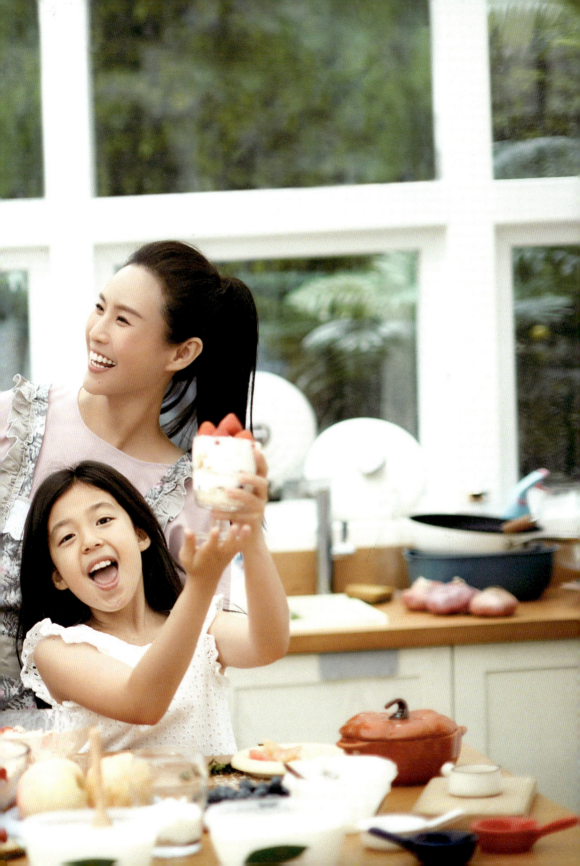

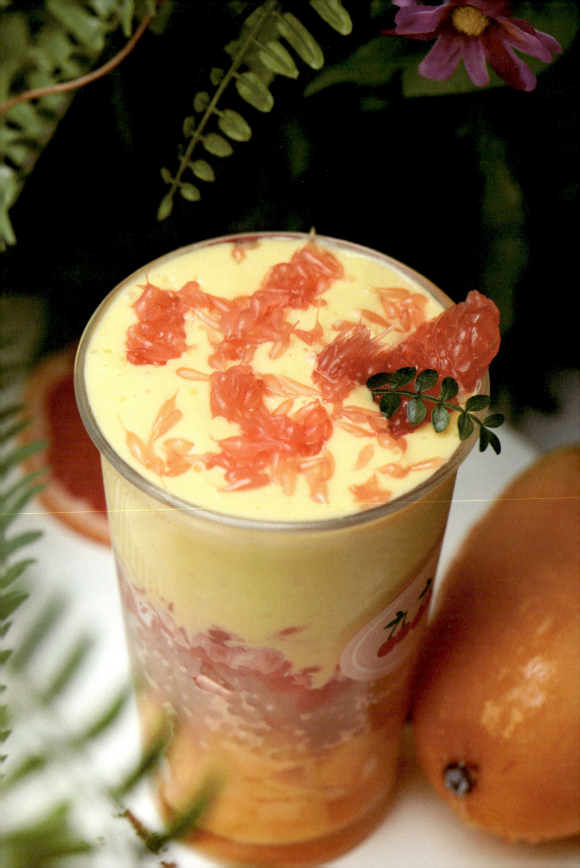

vivi Recipe 低卡杨枝甘露

烹饪时间：35 分钟

享用人数：1 人

健康关键词：0 蔗糖 / 低热量饮品

[食材]

鲜牛奶　120g

杧果果肉　120g

椰浆　25g

代糖　10g

西米　50g

杧果果丁　10g

西柚果肉　10g

凤梨果肉　10g

百香果　半个

[步骤]

1　破壁机中加入杧果果肉、鲜牛奶、椰浆、代糖搅打均匀。

2　锅里加足够多的水，水开倒入西米，大火煮 10 分钟，关火焖 15 分钟左右，焖到西米中间没有白心即可，捞出放入冰水中过滤备用。

3　将杧果果丁、煮好的西米、西柚果肉、步骤 1 中的杧果奶昔、凤梨果肉、百香果依次摆放。

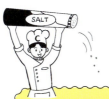

畊练厨师天团 Tips

1. 煮西米一定要加足够多的水，一定要水开后倒入西米。
2. 传统的杨枝甘露会用炼乳来调节甜味，减脂期特别选择了代糖，热量更低哦！

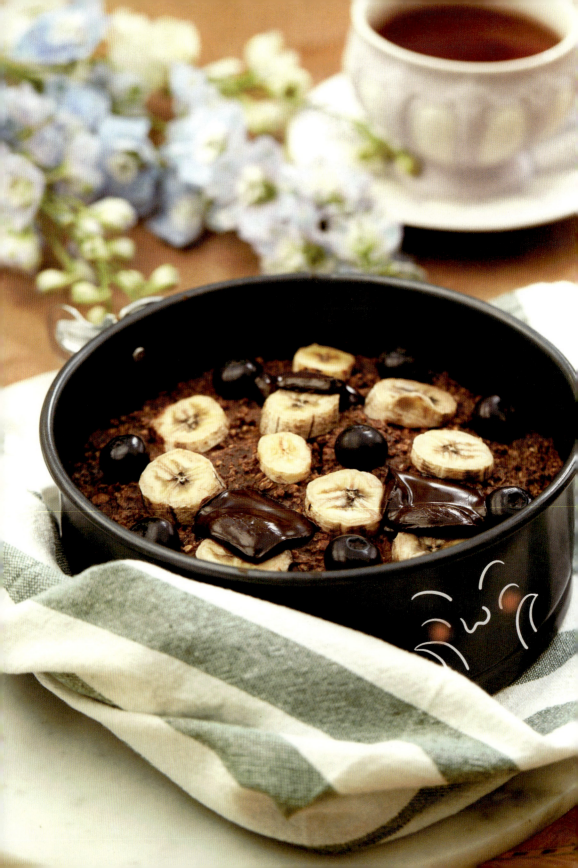

蓝莓巧克力燕麦蛋糕

烹饪时长：30 分钟

享用人数：4~6 人

健康关键词：高饱腹感 / 抗氧化 / 健身健康甜点

[食材]

燕麦　300g

生可可粉　30g

泡打粉　10g

代糖　30g

牛奶　200g

无糖酸奶　200g

鸡蛋　2 个

香蕉　2 根

黑巧克力片　60g

蓝莓　150g

[步骤]

1　把燕麦、生可可粉、泡打粉、代糖、牛奶、无糖酸奶、鸡蛋混合在一起。

2　香蕉切片，把一半的燕麦混合物倒入 6 寸活底蛋糕模具里，铺上一层香蕉片、黑巧克力片、蓝莓。然后再倒入另外一半燕麦混合物，顶部再铺上一层香蕉片、黑巧克力片、蓝莓。

3　将步骤 2 做好的食材放进烤箱或空气炸锅，预热 5~10 分钟至 180℃烤 20 分钟即可。

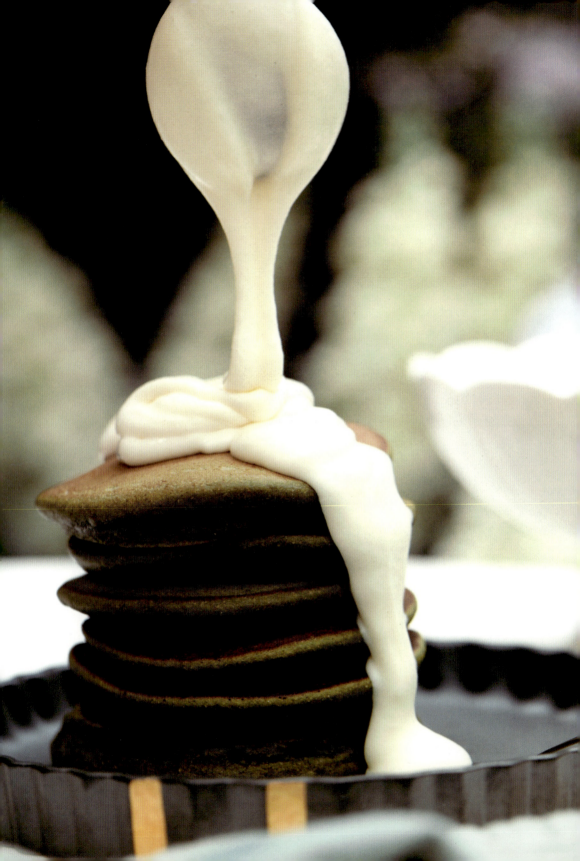

vivi Recipe 抹茶松饼

烹饪时间：40 分钟

享用人数：2 人

健康关键词：纤体 / 低糖

[食材]

全麦面粉　150g

抹茶粉　6g

泡打粉　3g

0 卡糖　20g

鸡蛋　1 个

牛奶　180ml

无糖酸奶　40ml

蜜红豆　50g

[步骤]

1　将除无糖酸奶、蜜红豆外所有食材混合搅拌。

2　取适量混合液，小火煎至定型，翻面重复制作步骤。

3　在松饼之间淋上无糖酸奶和蜜红豆并重叠摆放。

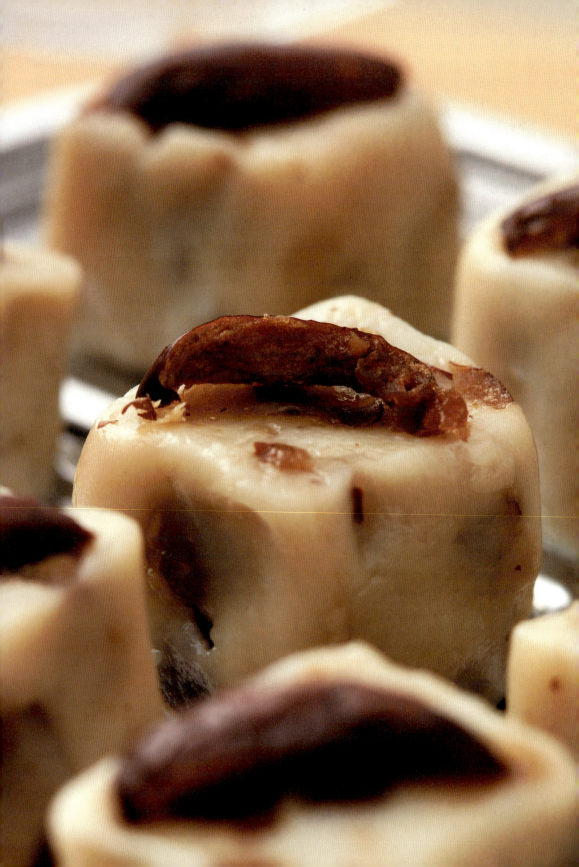

vivi Recipe　红枣糯米糕

烹饪时间：30 分钟

享用人数：3~4 人

健康关键词：不加糖 / 食材本身的甜味

[食材]

糯米粉　200g

牛奶（或椰奶）　180ml

红枣　任意

[步骤]

1　把红枣去核后，剪成小块。

2　把糯米粉、牛奶和红枣块全都混合到一起搅拌均匀，
　　揉搓到没有干粉为止。

3　把糯米团滚成条，切成一块一块的小方块，放入蒸锅
　　中蒸 20 分钟即可。

4　稍微放凉一点再吃会更有韧劲。

第四章　甜点饮料也健康　239

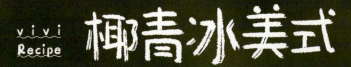

椰青冰美式

烹饪时间：5 分钟

享用人数：1 人

健康关键词：椰子自然甜度

[食材]

浓缩咖啡液　10ml

椰子水　200ml

冰块　适量

[步骤]

将食材混合在一起即可。

畊练厨师天团 Tips

椰子水是天然的电解质水，
所以夏天大量出汗没精神的
时候可以来一杯。

抹茶黄瓜柠檬气泡饮

烹饪时间：5分钟

享用人数：1人

健康关键词：夏日冰爽解渴

[食材]

抹茶 2g

水果黄瓜　半根

黄柠檬　半个

气泡水　200ml

饮用水　20ml

冰块　适量

[步骤]

1　水果黄瓜用削皮刀刨片，黄柠檬切片，抹茶、饮用水混合搅匀。

2　杯子中先放入半杯冰块，将黄瓜片和柠檬片沿着杯壁贴放，再放满冰块，倒入气泡水，最后倒入抹茶液就可以了。

vivi
Recipe

蓝莓黑枸杞茶

烹饪时间：5 分钟

享用人数：1 人

健康关键词：丰富的花青素 / 用水果本身的甜味带来丰富的味觉感受

[食材]

黑枸杞　20g

蓝莓　20g

青柠　半颗

凤梨　20g

乌龙茶　200ml

冰块　适量

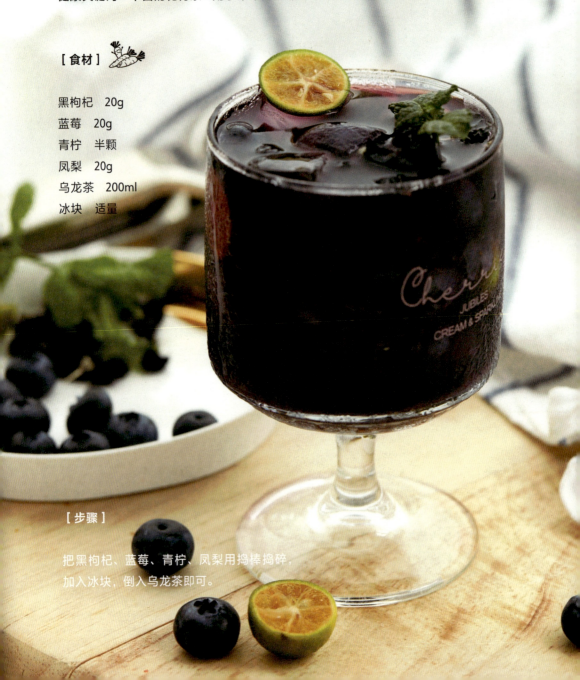

[步骤]

把黑枸杞、蓝莓、青柠、凤梨用捣棒捣碎，

加入冰块，倒入乌龙茶即可。

低卡抹茶豆乳星冰乐

烹饪时间：5分钟

享用人数：1人

健康关键词：低热量 / 膳食纤维丰富 / 高蛋白

【食材】

抹茶　4g

豆乳粉　50g

0卡糖　5g

冰块　适量

坚果碎　适量

【步骤】

把上述所有材料混合在一起，放进搅拌机，搅拌成沙冰状即可。可以在沙冰上加坚果碎装饰。

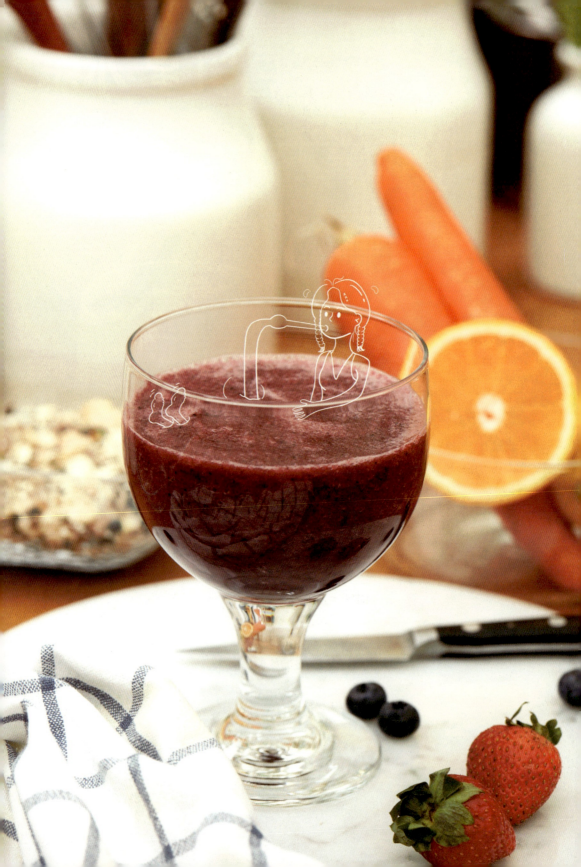

抗氧莓莓果蔬昔

烹饪时间：10 分钟

享用人数：1 人

健康关键词：抗氧化

[食材]

混合莓果（蓝莓，树莓，桑葚） 1 包

紫甘蓝 2 片

橙子 1 个

柠檬 1 个

番茄 1 个

饮用水 150ml

[步骤]

1 紫甘蓝切碎，橙子去皮去籽，柠檬榨汁，番茄切小块。

2 所有食材放入破壁机果蔬汁模式即可。

[公式]

果蔬昔＝蔬菜 60%＋水果 20%（甜味来源，甜味少的水果可以加 0 卡糖）＋其他液体 20%（水、牛奶、0 糖气泡水等）

黄瓜＋胡萝卜＋梨＋饮用水

西芹＋黄瓜、梨＋饮用水

甜菜根＋胡萝卜＋苹果＋饮用水

紫甘蓝＋西芹＋混合莓果＋柠檬汁＋饮用水

胡萝卜＋番茄＋橙子＋饮用水

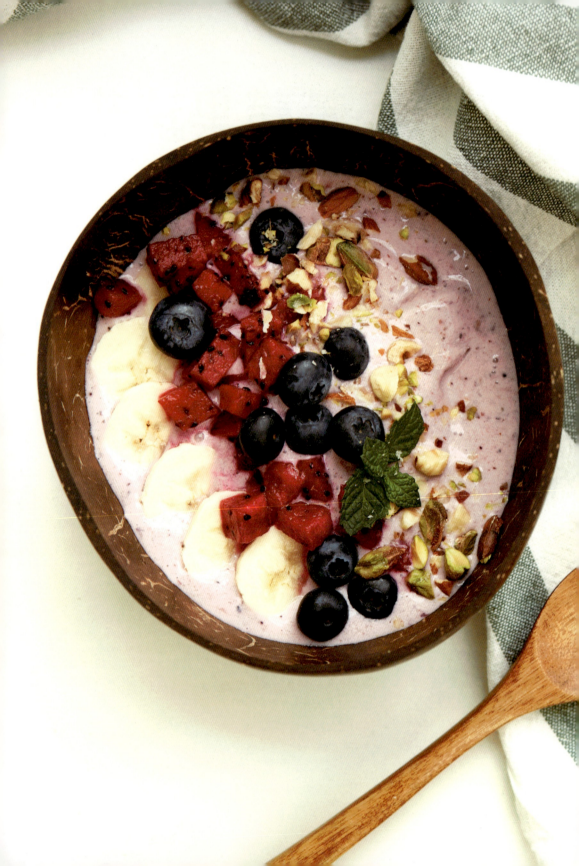

vivi Recipe 低卡思慕雪

烹饪时间：10 分钟

享用人数：1 人

健康关键词：无奶油 / 无蔗糖冰饮

[公式]

低卡思慕雪 = 冷冻香蕉（天然的甜味）+ 冷冻无糖酸奶（奶油般的口感）+ 各种风味元素

花青莓莓 = 冷冻香蕉 + 冷冻无糖酸奶 + 蓝莓 + 树莓 + 黑枸杞

百香杧果 = 冷冻香蕉 + 冷冻无糖酸奶 + 黑巧克力 + 冻干咖啡粉 + 0 卡糖

咖啡黑巧 = 冷冻香蕉 + 冷冻无糖酸奶 + 冷冻果 + 百香果

桃桃乌龙 = 冷冻香蕉 + 冷冻无糖酸奶 + 冷冻桃子 + 乌龙茶粉（或乌龙茶浓缩液）

红枣芝麻 = 冷冻香蕉 + 冷冻无糖酸奶 + 红枣干 + 黑芝麻 + 杏仁粉

椰香青柠 = 冷冻香蕉 + 冷冻无糖酸奶 + 椰子粉 + 青柠皮 + 青柠果肉

浓郁抹茶 = 冷冻香蕉 + 冷冻无糖酸奶 + 抹茶粉 + 奶粉 + 0 卡糖

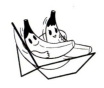

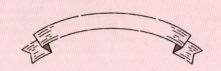

一起开启
"食愈生活" 吧!

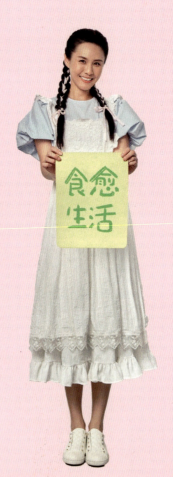